OMEOPATIA

Maria Grazia Properzi

Omeopatia

GULLIVER

Maria Grazia Properzi
Omeopatia

Sant'Ermete di Sant'Arcangelo (Fo)

Foto: Roberto Germogli, Firenze e
K&B news foto, Firenze
Disegni: Silvia Aquilini
Realizzazione editoriale: Art Servizi Editoriali s.r.l., Bologna
Stampa: Tipografia A.C. Grafiche, di Cerboni Adriano
Cerbara di Città di Castello (Pg)

Novembre 1994

Introduzione

Che cos'è l'omeopatia

In Italia il termine "omeopatia" non è ancora chiaro ai più. Infatti, secondo alcuni è la medicina che cura con le erbe, per altri è la medicina delle piccole dosi e, infine, per un numero non irrilevante di persone è la medicina dei "ciarlatani".
Tuttavia, soprattutto grazie alla fama che gode in altri paesi europei, in particolare Francia, Inghilterra e Germania, l'omeopatia ha iniziato a stimolare la curiosità e l'interesse di un numero sempre più alto di persone che l'hanno utilizzata spesso con risultati sorprendenti.
Si tratta di un metodo terapeutico che si basa su un principio fondamentale: la legge della similitudine la quale stabilisce che ogni sostanza medicinale provoca nell'uomo sano quei sintomi che può curare nel malato. Da qui l'origine del termine omeopatico (dal greco *omoios*, simile, e *pathos*, malattia) per indicare una sostanza usata per curare una malattia simile al suo potere tossico. Questo principio era già conosciuto da Ippocrate (prima della nascita di Cristo) il quale aveva osservato che nell'uomo la tintura di cantaride se assunta a dosi tossiche provocava la comparsa di violente cistiti emorragiche, mentre se usata in dosi minime permetteva di curare delle cistiti acute. Nonostante questa premessa storica, il padre ufficiale della medicina omeopatica deve essere considerato a tutti gli effetti Christian Samuel Friedrich Hahnemann, medico tedesco nato a Meissen, in Sassonia, nel 1775 e morto a Parigi nel 1843.
Hahnemann dopo aver esercitato per diversi anni la professione di medico rimase deluso dal sapere ufficiale, la medicina così come

veniva praticata gli procurava un senso di sgomento e si sentiva frustrato. Iniziò a lavorare come traduttore di testi medici e durante la traduzione della "Materia Medica" di Cullen rimase colpito dall'analogia tra i sintomi della malaria e quelli presentati dagli operai addetti alla lavorazione della corteccia della China (chinino). Sulla base di questa scoperta iniziò a sperimentare su se stesso il "chinino", farmaco usato in quell'epoca per curare le febbri malariche e grande fu la sua meraviglia quando vide che questa sostanza provocava su di lui la comparsa di febbri malariche.
Continuando a sperimentare su se stesso e sui suoi familiari altri farmaci, Hahnemann dimostrò che una sostanza in grado di provocare dei sintomi in una persona sana può curare una persona malata che presenta gli stessi sintomi. Cioè in termini più semplici una sostanza che provoca una malattia in un uomo sano, è in grado di guarire un soggetto malato della stessa malattia.
Facciamo un esempio per chiarire meglio questo concetto: il veleno di ape provoca in una persona sana la comparsa di bolle gonfie e pruriginose, estremamente fastidiose che migliorano con le applicazioni fredde. Se somministriamo del veleno di ape ad una persona che presenta un gonfiore con le stesse caratteristiche, questa guarisce.
Grossolanamente, possiamo dire che è lo stesso principio su cui si basa l'azione dei vaccini: agiscono in modo simile alla malattia naturale provocando una reazione organica analoga, ma attenuata. La terapia omeopatica procede nello stesso senso delle reazioni dell'organismo, cioè le stimola rendendole più efficaci. La terapia omeopatica dunque è reattiva. Siccome opera in sintonia con le reazioni organiche necessita di rimedi deboli a dosi minime, addirittura infinitesimali: una dose troppo alta rischierebbe di aggravare le reazioni della persona.
In omeopatia si possono usare delle dosi infinitesimali perché il rimedio omeopatico è una soluzione che si ottiene partendo sempre da una sostanza base naturale (tintura madre) che viene progressivamente diluita con passaggi successivi e fissi. Alla diluizione, ottenuta aggiungendo dei diluenti purissimi quali acqua distillata, alcol a 70°, segue la dinamizzazione che consiste

nell'eseguire un numero preciso di succussioni (la soluzione viene scossa in un modo standard tutte le volte).
Questo passaggio è necessario perché se la sostanza fosse solo diluita in acqua sarebbe inerte, invece è proprio la succussione che permette al prodotto di acquistare le sue proprietà terapeutiche.
Attraverso questo metodo che abbiamo appena descritto si ottengono dei prodotti con diluizioni diverse, più alte e più basse. L'utilizzo delle diverse diluizioni verrà trattato nel paragrafo dedicato a: *Come si somministra il rimedio omeopatico.*

Concetto di Unicismo e Pluralismo

I medici omeopatici si dividono in due schieramenti che sostengono un uso diverso del rimedio: gli unicisti e i pluralisti. La controversia si basa sulle modalità di somministrazione del rimedio, infatti secondo i primi ne va somministrato uno per volta, secondo gli altri più rimedi alternati o insieme.
Esistono anche gli omeopati complessisti che associano alla terapia omeopatica l'organoterapia (estratti di organo), la gemmoterapia (gemme di piante), l'oligoterapia (oligoelementi) ecc.
La prescrizione di un singolo rimedio, supposto simile al paziente che si sta esaminando, è alla base dell'omeopatia. Infatti, Hahnemann sosteneva che nel corso di qualsiasi trattamento mirante alla guarigione non è in alcun caso necessario o addirittura inammissibile per un malato servirsi di più di una sostanza medicinale per volta. Tuttavia, spesso accade che un singolo rimedio non è in grado di rappresentare interamente un paziente e in questi casi risulta funzionale associare più sostanze con effetti diversi. Secondo i pluralisti questo avviene perché un solo "medicamento" non può riprodurre un soggetto intero e completo e quindi è necessario suddividerlo in più piani, differenziandone la costituzione e il temperamento. Invece gli unicisti rifiutano questo concetto che considerano analogo a quello della medicina ufficiale: sintomo e malattia e non più individuo inteso come unica entità psico-fisica.

Differenze rispetto alla medicina ufficiale

Numerose sono le differenze esistenti tra la medicina ufficiale (allopatica, dal greco *allo*, diverso, e *pathos*, malato) e quella omeopatica: senz'altro la principale è quella relativa all'approccio tra medico e paziente.
Mentre la medicina ufficiale studia e valuta i sintomi riferiti dal paziente per cercare di farli rientrare in una determinata " malattia", per l'omeopata, al contrario, il nome della malattia ha un'importanza relativa. Egli si preoccupa del malato del quale cerca di conoscere tutte le condizioni che possono intervenire nel suo stato di salute: fattori ereditari, ambientali, alimentari, sociali ecc. facendolo parlare molto, con poche ma precise domande .
Contrariamente alla medicina allopatica, quella omeopatica affronta il paziente in tutta la sua globalità. Cioè parte sempre dal sintomo, da quella che è la patologia che disturba in quel momento la persona ma per curare quel sintomo è obbligatorio avere una conoscenza totale della persona. Infatti, non è concepibile curare un distretto o un organo senza pensare che questo si sia ammalato per un malfunzionamento generale.
In omeopatia, per malattia s'intende uno squilibrio energetico a carico dell'organismo che si manifesta attraverso dei sintomi specifici, per cui la vera malattia non è quella che compare in quel determinato organo colpito ma è lo squilibrio che porta alla comparsa della sintomatologia.
Di conseguenza l'omeopatia non si limita a curare il sintomo perché ciò comporterebbe una guarigione probabilmente benefica per il paziente ma parziale e temporanea, e la stessa malattia potrebbe ripresentarsi in un altro distretto organico.
Questa è una delle differenze concettuali più marcate con la medicina tradizionale: la malattia in quanto espressione di uno squilibrio va curata all'interno di questo squilibrio originario altrimenti essa potrà manifestarsi, prima o poi, in un altro distretto organico.

A conferma di quanto abbiamo detto finora, le visite dai medici omeopatici durano molto più a lungo di quelle dal medico convenzionale. Una visita, soprattutto se è quella iniziale può durare anche 2-3 ore. Tutto questo perché la persona viene considerata nella sua globalità e il sintomo o i sintomi valutati in base al "tipo sensibile" cioè alle caratteristiche fisiche e psichiche del soggetto stesso.
Prendendo in considerazione queste caratteristiche verrà cercato il rimedio adatto, cioè quello che nella sperimentazione patogenetica avrà determinato la comparsa degli stessi sintomi.

Rimedi omeopatici

Come si somministra il rimedio omeopatico

Abbiamo già accennato, a grandi linee, ai meccanismi attraverso i quali si ottiene un rimedio omeopatico. Le materie prime da cui si parte per la preparazione dei materiali di base, o ceppi omeopatici, possono essere di origine: vegetale, animale o minerale. Le materie prime di origine vegetale utilizzate in omeopatia rappresentano circa il 60-65% del totale. Quest'origine naturale e i processi di attivazione non chimici a cui sono sottoposti permette di affermare che i rimedi omeopatici sono privi di effetti collaterali e non provocano assuefazione.

Tuttavia, restano sempre sostanze medicinali a tutti gli effetti e consumarli per un tempo troppo lungo può nei soggetti sensibili provocare la comparsa degli stessi sintomi che curano. Pertanto il rimedio omeopatico va preso come si dovrebbe fare con i farmaci della medicina ufficiale o con qualsiasi altro rimedio: quando è necessario, alle dosi adatte, interrompendone l'uso quando i sintomi sono scomparsi.

Il rimedio omeopatico è una qualità energetica e non una sostanza che deve inibire, contrastare o sostituire qualcosa come invece fanno i farmaci della medicina ufficiale. Con il rimedio omeopatico si fa reagire il soggetto, non si va a bloccare il sintomo. Questo spiega perché con un rimedio adatto ed efficace si verifica l'aggravamento omeopatico che consiste in un iniziale e fugace peggioramento della sintomatologia a cui segue un netto miglioramento. A questo punto si può pensare, a ragione, che il rimedio sta funzionando.

Nel nostro paese le principali diluizioni omeopatiche utilizzate sono: le CH o DH (Centesimali o Decimali), le K (Korsakoviane),

le LM o 50/M (50 millesimali) e le CM (100 millesime).
Infatti, si parla di 4CH, 5CH, 6CH, 7CH, 9CH, 12CH, 30CH, 200CH, 1000CH ecc.
Questi numeri indicano le dinamizzazioni a cui la sostanza è stata sottoposta. Più alto è il numero, superiori saranno le volte in cui il farmaco è stato dinamizzato per farlo diventare più energico e poter svolgere un'azione più profonda e durevole. Le forme più comuni utilizzate per i rimedi omeopatici sono quella liquida, la granulare e la globulare.
La forma liquida è la tintura madre, quella granulare è costituita da palline di zucchero imbevute del principio attivo, con il volume di una capocchia di spillo e contenute in tubetti dalle dimensioni di un piccolo dito.
Infine, la forma globulare è costituita da piccolissimi granuli della grandezza della testa di uno spillo e racchiusi in un tubo più grande del precedente, detto tubo-dose.
I rimedi omeopatici preferibilmente vengono assunti per bocca perché sono assorbiti più rapidamente dalla mucosa orale. Le dosi vanno versate, senza toccarle, sotto la lingua e la persona succhia la polvere o le compresse o i granuli.

Per favorire l'assorbimento di questi rimedi vanno osservate alcune regole:
– assumere il rimedio lontano dai pasti;
– non consumare caramelle;
– evitare di bere;
– non consumare caffè;
– non usare dentifrici;
tutto questo almeno mezz'ora prima e mezz'ora dopo l'assunzione del rimedio.
Oltre che per via orale i rimedi omeopatici possono essere somministrati con iniezioni sottocutanee o come supposte, anche se si tratta di vie alternative da usare quando non sia possibile l'assunzione per bocca.
Un'altra modalità di somministrazione è quella locale da limitare a lesioni cutanee tipo: eczemi, scottature, abrasioni, ferite ecc.

Principali rimedi omeopatici

La materia medica omeopatica conta circa tremila rimedi. In questo paragrafo accenneremo ad alcuni di essi, facendo una scelta in base a quelli che sono i più usati.
Abbiamo già accennato a come nella pratica omeopatica il rimedio non venga somministrato in base al sintomo, ma rispettando quelle che sono le caratteristiche individuali di ciascuna persona, cercando di ripristinarne l'equilibrio bioenergetico.
Infatti, ancora una volta ribadiamo il concetto di come nell'omeopatia la malattia non è un evento che colpisce nello stesso modo qualsiasi individuo, essa si presenta in un individuo o in un altro con modalità completamente diverse. Pertanto, in omeopatia vanno messe a confronto le caratteristiche del rimedio e quelle del soggetto in esame, vanno stabilite le analogie tra queste e la possibilità di somministrare il rimedio secondo la legge della similitudine. In pratica il medico considera i sintomi del paziente all'interno della sua malattia, cioè valuta come il soggetto reagisce alla propria patologia prescrivendo, come rimedio, quella sostanza che a livello sperimentale o tossicologico ha prodotto le stesse caratteristiche presentate dal paziente.
Attraverso varie osservazioni cliniche, tossicologiche, esami biochimici e chimico-fisici si è riusciti a definire un'immagine più o meno complessa delle varie sostanze omeopatiche di cui andiamo a parlare. Di ogni rimedio verranno valutati sia l'aspetto psichico (ciascun rimedio corrisponde ad una specifica tipologia) che quello fisico. Inoltre, di ognuno di essi verranno considerati i segni caratteristici, cioè come migliorano o peggiorano i sintomi e le principali indicazioni cliniche.

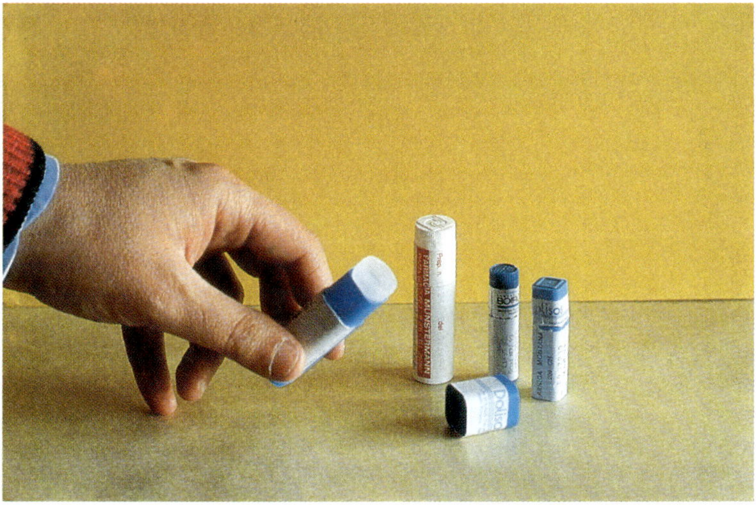

Forme farmaceutiche dei rimedi omeopatici.

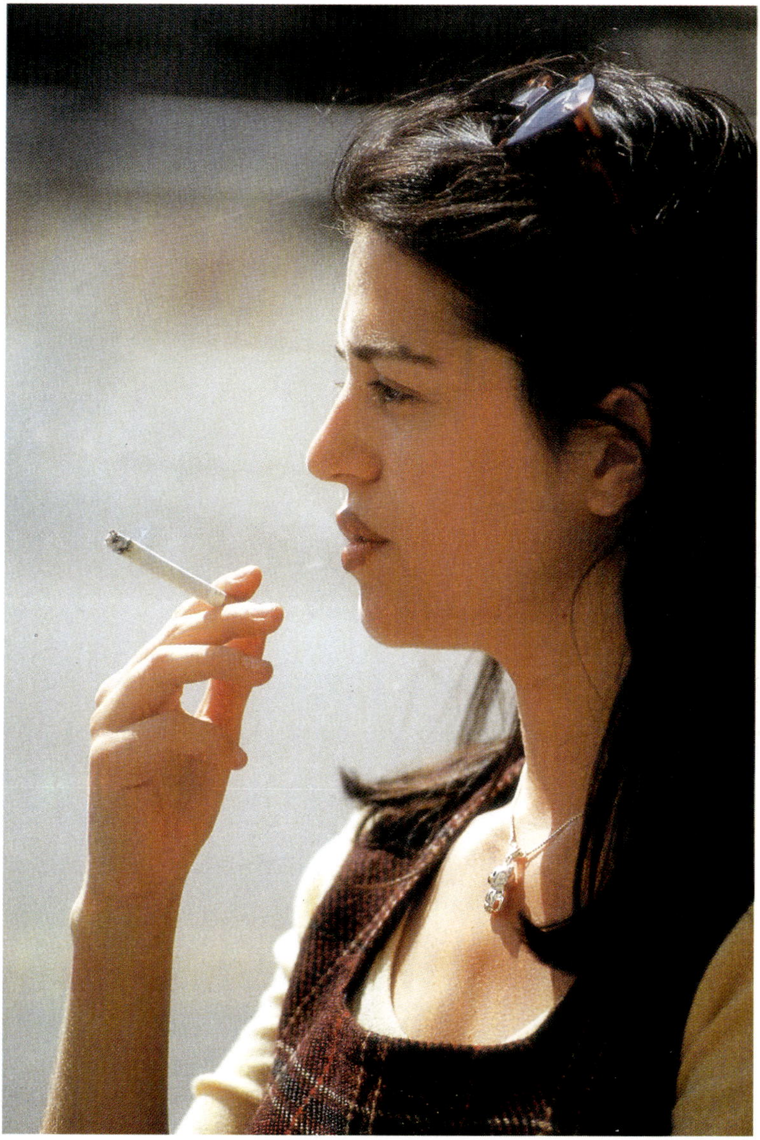

Alcuni semplici regole da rispettare quando si assumono rimedi omeopatici: non fumare…

Proponiamo, qui di seguito, solo alcuni rimedi omeopatici perché il nostro scopo è quello di dimostrarvi come nella medicina omeopatica sia diverso l'approccio "farmacologico" rispetto alla medicina tradizionale. Il rimedio viene consigliato rispettando la persona nel suo complesso, se c'è una certa patologia verranno considerati i vari rimedi compatibili con essa e alla fine verrà somministrato quello il cui "tipo sensibile" si avvicina di più a quella persona.

ACONITUM NAPELLUS

Si tratta di una pianta che contiene una sostanza tossica: l'Aconitina, la quale a livello sperimentale o in seguito ad intossicazione provoca la comparsa di una serie di sintomi: brividi vertiginosi, febbre che raggiunge subito temperature massime, dolori fortissimi e insopportabili in varie zone del corpo e una sete molto forte.
Un elemento caratteristico di Aconitum è l'agitazione intensa con ansia e paura di morire che permane per tutta la durata dei sintomi.
Alla luce delle caratteristiche di Aconitum veleno che abbiamo elencate e per quanto esposto precedentemente, diremo che questa sostanza è il rimedio adatto per un soggetto preferenzialmente giovane, robusto, che va incontro ad una malattia repentina in coincidenza di un improvviso cambiamento atmosferico: esposizione al freddo vivo e brusco o al caldo estremo.
Aconitum è un rimedio adatto per le febbri improvvise, sia di origine respiratoria (riniti, faringiti, bronchiti, polmoniti) che microbica o virale, per i dolori dei denti dopo esposizione al freddo, per le indigestioni repentine con desiderio smodato di acqua fredda, per le crisi di angina pectoris con palpitazione e senso di angoscia e morte. Queste sono alcune delle principali condizioni patologiche in cui Aconitum può essere somministrato qualora il quadro clinico reattivo del malato corrisponda a quello patogenetico (relativo alle modalità d'insorgenza della malattia) sopracitato.

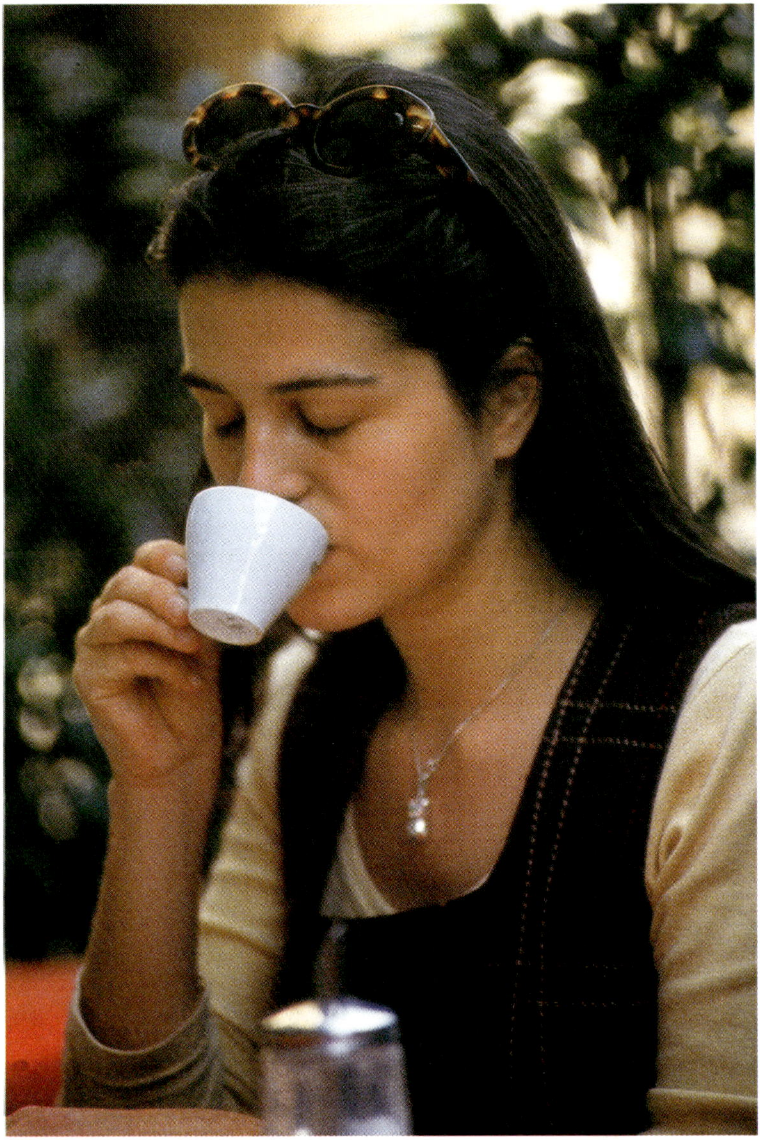

… non bere caffè…

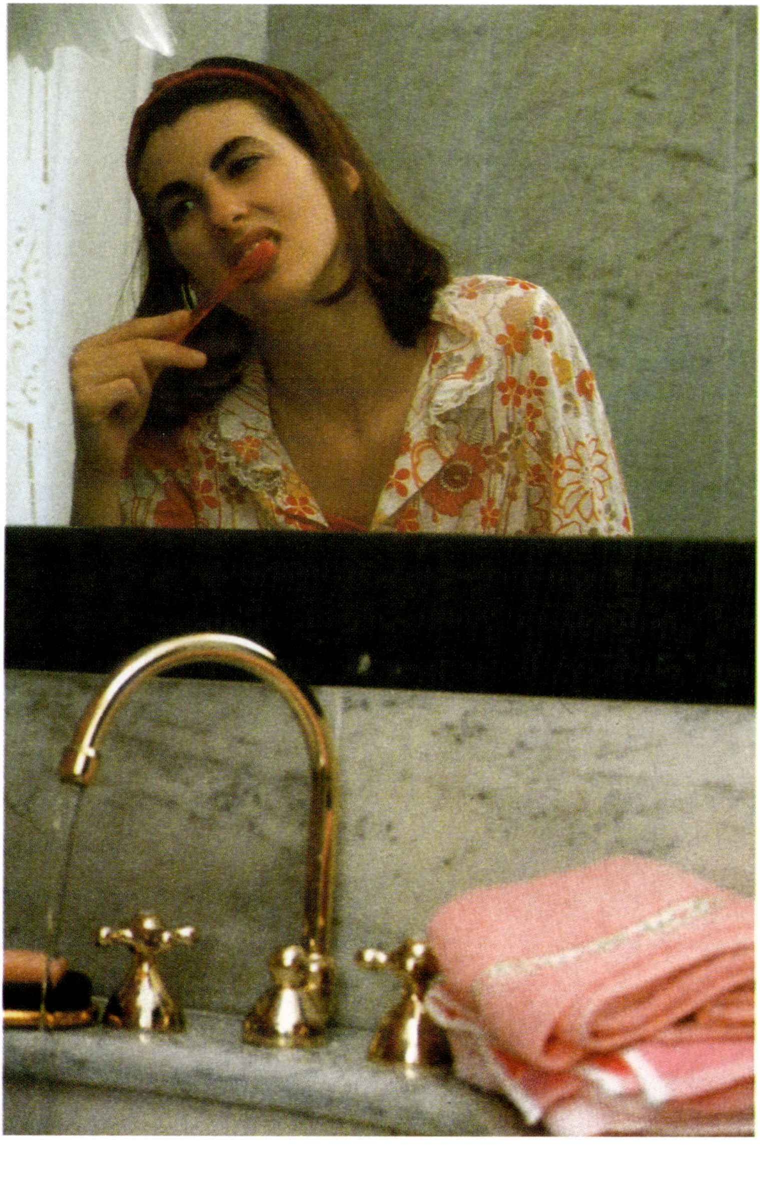

... non usare dentifrici

APIS

Si ottiene dalle api e nella preparazione si usa l'insetto intero perché anche il corpo contiene delle sostanze utili. Viene considerato l'antistaminico omeopatico.

Il veleno agisce sulle pareti delle cellule e dei vasi con raccolta di liquidi (formazione di edema) e rigonfiamento. Di conseguenza la parte danneggiata sarà gonfia e darà l'impressione di scoppiare. Le regioni del corpo più colpite sono: le palpebre, la glottide, la lingua, gli organi genitali.

Il tipo sensibile ad Apis è depresso, sospettoso e geloso, non tollera il contatto fisico come non sopporta gli abiti stretti. È inquieto e in continua agitazione, soffre di depressione e pensa spesso alla morte. I suoi sintomi sono aggravati dal caldo, dal mare, mentre migliorano al freddo.

Apis come rimedio deve essere preso in considerazione nelle punture di insetti, nelle foruncolosi, nell'orticaria ad insorgenza improvvisa, con prurito e ipersensibilità al caldo, nelle congiuntiviti, nell'idrartro (versamento a livello di un articolazione), nelle pleuriti, nei dolori ovarici, soprattutto in quelli localizzati nel fianco destro e in alcune forme di glomerulonefrite.

ARNICA

L'Arnica montana è una pianta della famiglia delle Composite e viene considerato il rimedio dei traumi, sia fisici che psichici.
La sperimentazione patogenetica induce, a livello locale, un dolore muscolare, simile a quello dell'affaticamento fisico, e delle ecchimosi. A livello generale si verifica uno stato febbrile con eccessiva debolezza muscolare.
Di conseguenza sarà un rimedio utilizzato nei traumi, sia in quelli cranici, con sensazione di stordimento, che in quelli toracici o addominali (con emorragie interne ed emottisi) ma soprattutto nei traumi muscolo-scheletrici. Inoltre, vanno considerati di origine traumatica e pertanto questo rimedio è adatto, anche gli esiti di interventi chirurgici o l'ipertrofia cardiaca degli atleti (un trauma da affaticamento) o, ancora, la disfonia dei cantanti e degli oratori.
Per quanto riguarda i traumi psichici funziona sia per i microtraumi della vita quotidiana che per quelli di vecchia data.
Rimane da aggiungere qualcosa sul tipo sensibile ad Arnica: è un soggetto tendenzialmente imbronciato che ama la solitudine, non sopporta il contatto fisico e si può pensare che sia stato un trauma psichico, anche di vecchia data a provocare una sostanziale modificazione del Sé.

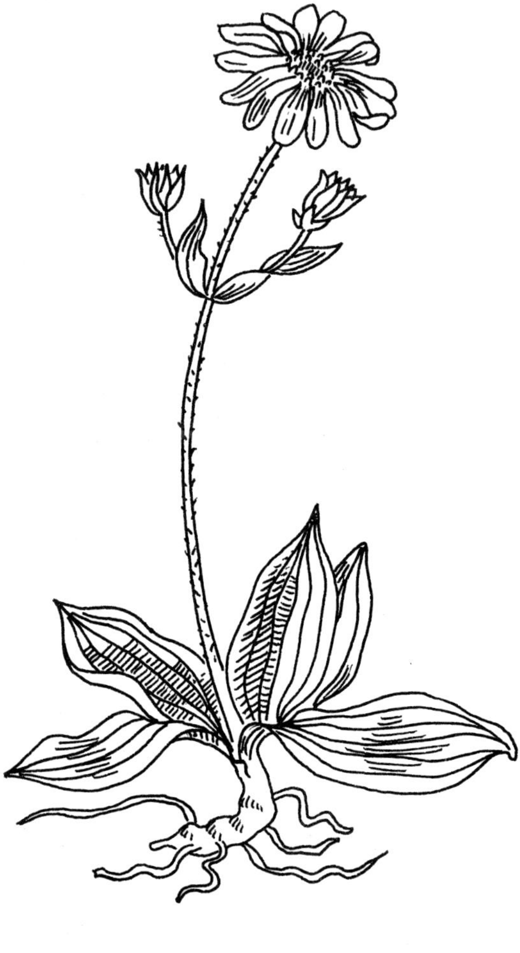

La pianta Arnica montana da cui si ottiene il rimedio Arnica.

ARSENICUM ALBUM

È l'anidride solforosa, quindi un elemento particolarmente tossico. Viene considerato, ma non esclusivamente, il rimedio dell'anziano in quanto è adatto soprattutto ad un individuo debole perché aumenta le resistenze dell'organismo alla fatica. Per lo stesso motivo viene apprezzato come rimedio delle altitudini.

Fisicamente il tipo sensibile è un soggetto molto pallido, magro, astenico e freddoloso, nonostante i dolori brucianti di cui soffre.

Dal punto di vista psicologico è un tipo molto preciso, quasi maniacale, con un carattere mutevole che passa con estrema facilità dall'ottimismo al pessimismo più profondo, mantenendo sempre un'angoscia di fondo, motivo d'insicurezza. È egoista, pauroso, sospettoso e tipicamente avaro. La sua sintomatologia si aggrava di notte, con il freddo, mentre migliora con il caldo. Altro segno caratteristico di Arsenicum album è l'agitazione infatti in qualsiasi situazione il tipo sensibile sarà inquieto, agitato, si sposterà da una stanza all'altra, dal letto alla sedia, cercando sollievo.

Arsenicum è il rimedio delle malattie infettive gravi (sepsi e setticemie) caratterizzate da notevole riduzione delle forze, agitazione e freddolosità, dei dolori gastroenterici brucianti, alleviati da bevande calde, delle nevralgie con dolore sempre bruciante, anch'esse migliorate dal caldo, delle crisi asmatiche ad insorgenza notturna.

BELLADONNA

La Belladonna è una pianta della famiglia delle Solanacee, che contiene due alcaloidi utilizzati in omeopatia: la iosciamima e l'atropina.
La violenza improvvisa è l'elemento caratteristico di questo rimedio. Infatti, la malattia compare nel tipo sensibile improvvisamente e in maniera violenta. Esso va facilmente incontro a crisi di rabbia, di aggressività, di furia, soffre di convulsioni e nelle forme di allucinazione più gravi può arrivare fino al delirio. Anche fisicamente il tipo sensibile rispecchia questo suo essere "sanguigno", in quanto si presenta con il volto arrossato, le pupille dilatate e l'occhio lucente.
Belladonna è consigliata in tutte le condizioni in cui vi sia la comparsa brutale e violenta della malattia, soprattutto se è presente un'intensa congestione vascolare. Se quest'ultima è a carattere generale ci sarà anche aumento della temperatura corporea, con febbre e sudorazione profusa e di conseguenza il paziente sarà molto prostrato. Se, invece, è locale le zone colpite si presenteranno rosse, gonfie, calde e dolenti.
Nonostante il calore di cui soffre Belladonna avrà freddo e cercherà di stare coperto. Infatti, in esso tutto migliora con il caldo e il riposo, in particolare stando seduti con la testa e il busto sollevati.
Tra le varie patologie che Belladonna può controllare citiamo la scarlattina, con la sua lingua "a lampone" in cui questo rimedio funziona oltre che nella fase acuta della malattia anche nella profilassi. Ricordiamo, infine, che agisce sugli spasmi muscolari in particolare su quelli a carattere convulsivo.

BRYONIA

Si tratta della Bryonia alba della famiglia delle Cucurbitacee, una pianta molto discreta che cresce quasi nascosta tra i cespugli. Per analogia possiamo dire che anche le malattie di Bryonia iniziano lentamente e quasi di nascosto.

Il tipo sensibile è una persona ansiosa che ha paura del futuro per sé e la sua famiglia e quando per una qualsiasi ragione gli viene meno la sicurezza perde il controllo diventando ansioso, irascibile e collerico. Quando sta male tende ad esagerare per cui resta immobile perché qualsiasi movimento, anche minimo, potrebbe aggravare la sua sintomatologia. Il dolore è trafittivo e lancinante come una punta che penetra nel corpo. Tipicamente migliora comprimendo o stando coricato sul lato dolente, con il freddo e con la sudorazione.

Bryonia è il rimedio delle febbri che iniziano insidiosamente e richiedono immobilità assoluta, accompagnate da secchezza delle fauci, cefalea gravativa che peggiora con il minimo movimento (anche tosse), sete intensa e astenia. Viene usato anche nei dolori articolari di tipo lancinante, ovviamente migliorati dal riposo, nelle tracheiti e nelle bronchiti con tosse secca aggravate dal minimo movimento e con possibile coinvolgimento pleurico. Infine, si utilizza nelle mastiti acute con seni duri, pesanti e dolenti, tipici anche del periodo premestruale.

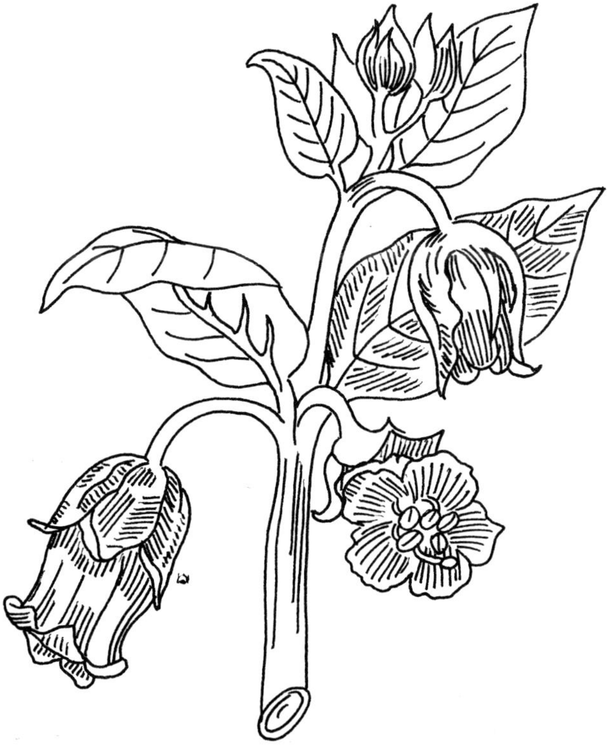

La pianta Belladonna da cui si ottiene il rimedio omonimo

CALCAREA CARBONICA

Si tratta del carbonato di calcio, ma dato che Hahnemann fece i suoi esperimenti con la Calcarea ostrica, pensando erroneamente che fosse la Calcarea carbonica, sarebbe più corretto parlare di Calcarea ostrica, anche perché il tipo sensibile presenta molte analogie con l'ostrica.
Si tratta di una persona estremamente debole, timida, spaventata dal mondo che la circonda, piena di paure per sé e la sua famiglia per cui, proprio come un'ostrica, tende a chiudersi nel suo guscio, teme che gli altri riconoscano questa sua debolezza e possano prenderlo in giro.
Il tipo sensibile è un soggetto corpulento (il bambino è grassottello) con l'addome voluminoso. Ha mani che sembrano prive di ossa per cui prende le cose con difficoltà.
Suda abbondantemente, soprattutto alla testa e quando dorme bagna il cuscino, sebbene non sia un caloroso, in quanto soffre e peggiora con il freddo. È un affamato e sente continuamente un languore allo stomaco, anche dopo i pasti; ama moltissimo i dolci e adora le uova. La sua sintomatologia si aggrava oltre che con il freddo, con lo sforzo intellettuale e con la luna piena.
Come rimedio Calcarea carbonica è adatta per i bambini, in particolare, nelle rinofaringiti, nelle otiti, negli eczemi dei neonati, nelle turbe della crescita e della dentizione.
Nel soggetto adulto funziona come rimedio dell'apparato genitale femminile, curando la leucorrea e i sanguinamenti dovuti a polipi uterini.

CHAMOMILLA

Non è la camomilla che usiamo a scopo alimentare, ma si tratta di una camomilla tedesca, la Matricaria, una pianta della famiglia delle Composite.
Chamomilla è soprattutto un rimedio dell'infanzia.Il tipo sensibile presenta un carattere decisamente infantile: è irascibile, non sa quello che vuole, si arrabbia e urla per un nonnulla e lancia quello che ha in mano. È collerico, intollerante verso tutto e tutti, ed estremamente sgarbato quando soffre, mentre è gentile quando sta bene.
Chamomilla è un rimedio di dolori vari e di coliche, è adatto soprattutto nel bambino per i disturbi della dentizione e nel lattante per le coliche addominali, mentre nell'adulto, in particolare se è un soggetto nervoso, risolve i dolori di qualsiasi origine (coliche addominali, biliari, intestinali, renali, otalgie ecc.).
Tipicamente il tipo sensibile, soprattutto se è un bambino, ha una guancia rossa e calda e l'altra pallida e fredda, non sopporta il dolore verso il quale ha una reazione esagerata, non vuole essere toccato e non vuole che gli si parli quando sta male, inoltre è intollerante verso il vento, elemento che aggrava tutti i disturbi di cui soffre.
Un particolare del bambino Chamomilla è che si tranquillizza se viene cullato o portato in giro in automobile.
Possiamo concludere dicendo che questo rimedio non è certo quello adatto ad un bambino o ad un adulto che sopporta pazientemente il proprio dolore.

CHINA

È la corteccia di alcune piante della famiglia delle Rubiacee, il cui principale alcaloide è la chinina. Si tratta del rimedio su cui Hahnemann iniziò i suoi esperimenti e pertanto riveste un ruolo primordiale, anche dal punto di vista storico, nella medicina omeopatica.
In China non esiste un tipo particolarmente sensibile. Viene considerato il rimedio della debolezza secondaria a perdita di liquidi. Infatti, si usa dopo emorragie protratte, da qualunque punto del corpo siano originate, soprattutto se associate ad acufeni, turbe visive e astenia. Può essere usato nelle diarree profuse, nel vomito persistente, nelle sudorazioni eccessive, negli stati di convalescenza o dopo febbri debilitanti.
Il soggetto China ha una fame insaziabile o un'avversione marcata per i cibi e tutto quello che assaggia ha un gusto amaro. Va incontro a diarree copiose e liquide dopo i pasti, dopo aver mangiato frutta, latte e birra e di notte. Inoltre, soffre di flatulenza, borborigmi e dolori addominali.

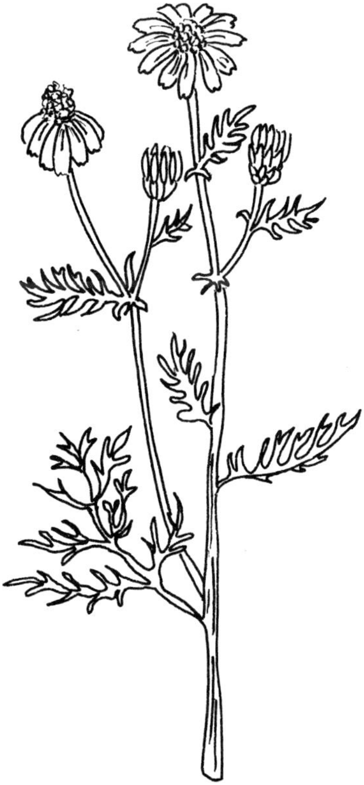

La Matricaria, la pianta da cui si estrae il rimedio Chamomilla.

DULCAMARA

È una pianta della famiglia delle Solanacee (Solanum dulcamara) che cresce nel terreno umido, quindi al bordo di ruscelli, fiumi ecc. Di conseguenza la Dulcamara è il rimedio dei mali causati dall'umidità soprattutto di quelli che insorgono a fine stagione.
A livello sperimentale l'azione della Dulcamara si esplica a carico dell'apparato respiratorio (naso chiuso, soprattutto in caso di pioggia, associato eventualmente a tosse), di quello digerente (diarrea che compare tipicamente dopo un temporale estivo), della cute (verruche larghe localizzate al palmo delle mani e pruriti che si aggravano in caso di pioggia), delle articolazioni (dolori articolari che peggiorano con l'umidità), e delle ghiandole (assenza delle mestruazioni da freddo umido).
Quindi si può definire Dulcamara il rimedio delle persone che lavorano in ambienti umidi: risaie, seminterrati, fogne, o che vivono in ambienti altrettanto umidi. Infatti il tipo sensibile è una persona obesa che soffre terribilmente il freddo umido.
L'aggravamento di tutti i sintomi si avrà con l'umidità, mentre il miglioramento con il caldo e con il movimento.
Per concludere diremo che l'uso di questo rimedio è più legato all'eziologia: umidità, che al quadro sintomatologico.

GRAPHITES

Si tratta di un derivato del carbone che contiene anche ferro. Ciò spiega perché il tipo sensibile abbia poco appetito, in particolare non sopporta cibi di origine animale, e soffra di notevoli problemi digestivi, in particolare di meteorismo e di stipsi.
Tendenzialmente è un tipo malinconico, stanco della vita che piange con estrema facilità, può piangere anche ascoltando della musica. Quindi Graphites è il rimedio della depressione abulica.
Fisicamente il soggetto è obeso, con cute pallida, ma in cattive condizioni cioè screpolata, ispessita, con profonde fissurazioni soprattutto dietro alle orecchie, fra le dita delle mani e dei piedi, all'inguine, all'ano e a carico dei genitali.
I suoi disturbi si aggravano in tutte le condizioni in cui c'è freddo, mentre migliorano se cammina all'aria aperta perché sebbene sia un freddoloso ha bisogno di respirare aria fresca.
Graphites è adatto per le malattie della pelle, in particolare eczemi e verruche, per i problemi dell'apparato digerente, stipsi e meteorismo, ma è considerato anche il rimedio della menopausa, sia perché è una fase della vita in cui la donna diviene malinconica sia per le vampate di calore, su base vasomotoria, che compaiono in questo periodo.

HEPAR SULFUR

Chiamato anche "Hepar sulfuris calcareum" perché ottenuto da Hahnemann mescolando lo zolfo con la calcarea d'ostrica. Il risultato fu qualcosa di estremamente duro che somigliava ad un fegato, da cui il nome.

Viene considerato il rimedio del fuoco sommerso, perché il tipo sensibile ama il fuoco e cerca di accenderlo continuamente, quindi è adatto soprattutto per le infiammazioni che vanno incontro a suppurazione.

Il soggetto Hepar è molto freddoloso, sensibile alla minima corrente d'aria, estremamente irritabile, irascibile, spesso è di cattivo umore e vuole stare da solo. Caratteristicamente la sua pelle, molto sensibile al tatto e al freddo, è malridotta e anche la più piccola lesione tende a suppurare e a sanguinare. Il naso gli si chiude al minimo contatto con l'aria ed è soggetto a raffreddori, sinusiti, laringiti, tonsilliti che tendono a cronicizzare. L'urina viene emessa con difficoltà per cui c'è ristagno della stessa in vescica con possibile comparsa di cistiti.

Il dolore in Hepar è pungente e viene sopportato con estrema difficoltà.

Hepar è indicato per tutti i processi infettivi, di qualsiasi origine, che tendono a formare ascessi e che migliorano con il caldo umido.

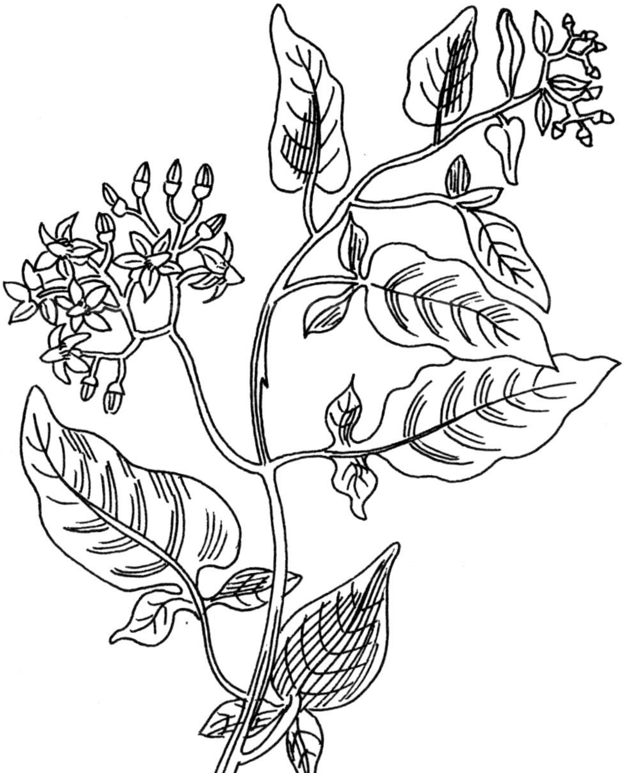

La pianta Dulcamara da cui si ottiene il rimedio.

IGNATIA

L'Ignatia amara è un seme della Strychnos ignatii, una pianta rampicante della famiglia delle Loganiacee.
Dato che l'elemento caratteristico di questo rimedio è l'instabilità emotiva, esso viene spesso, erroneamente, considerato solo un "medicamento" delle donne isteriche. Ciò è sbagliato perché chiunque può diventare Ignatia dopo un grande dispiacere o per "sentimento ferito". Infatti il tipo sensibile è molto irrequieto, continuamente attivo perché si rifiuta di pensare, evita la compagnia degli altri e sta molto tempo da solo, anche se nutre sentimenti di simpatia verso il genere umano.
L'emotività di Ignatia è contraddittoria per cui passa con estrema facilità dal pianto al riso e viceversa. Anche se è pessimista ha un ottimismo di fondo.
Questa contraddizione è confermata a livello organico. Infatti, il suo mal di gola migliora assumendo dei cibi solidi, più tossisce e più gli viene da tossire, le sue emorroidi migliorano camminando, se non ha fame mangia voracemente, viceversa, se dice di avere molta fame smette subito di mangiare, può soffrire di stipsi oppure di diarrea.
Lamenta parestesie cutanee di vario tipo: sensazione di arti addormentati, formicolii, brividi.
Ignatia non ha delle indicazioni cliniche specifiche: è il rimedio dei pazienti nei quali è difficile stabilire con precisione la causa della malattia, quando coesistono alcuni segni paradossali e contraddittori tra quelli sopracitati. Viene considerato il rimedio delle manifestazioni neuropsichiche, soprattutto di quelle a carattere isterico.

KALIUM CARBONICUM

È semplicemente il carbonato di potassio. A livello sperimentale agisce a carico del sistema nervoso, sulla mucosa gastrica e su quella respiratoria, sull'apparato genitale e sul sangue.
Il tipo sensibile è perennemente debole, affaticato, astenico, è anemico, con cute pallida e viso paffuto. Caratteristicamente nelle palpebre superiori presenta un piccolo rigonfiamento. Suda con estrema facilità.
Oltre che debole è anche estremamente irritabile, per cui qualsiasi piccolo rumore lo rende irragionevole, irrequieto e pauroso. Ha paura di tutto: del futuro, della morte, delle malattie ecc. È proprio questa paura che lo rende molto ansioso. La debolezza a cui accennavamo sopra, condiziona anche la sua attività organica per cui ha una digestione molto lenta con senso di pesantezza, gonfiore, flatulenza e dolori addominali. Soffre di stipsi con feci grosse e dure che provocano la comparsa di dolori addominali.
I sintomi di Kalium carbonicum migliorano con il caldo, stando seduti in avanti con i gomiti poggiati sulle ginocchia.
L'aggravamento si ha con il freddo e, in particolare, tra le 2 e le 4 del mattino.
Le pricipali indicazioni cliniche di Kalium carbonicum sono: dolori addominali accompagnati da flatulenza, asma bronchiale e anemia.

LACHESIS

È ottenuto dal veleno di un serpente dell'America Latina. Un serpente lungo oltre quattro metri, con denti di sei centimetri che attacca senza essere provocato. Per questo motivo in Amazzonia, di notte, non si accendono i fuochi sulle rive dei fiumi perché può arrivare "Lachesis".
Come i serpenti fanno vita isolata così il tipo sensibile a Lachesis si sente il grande escluso. A questo possibile abbandono reagisce con la diffidenza, la gelosia, l'aggressività, l'invidia mantenendo sempre un'insicurezza di fondo. La stessa insicurezza gli conferisce un umore mutevole, per cui può alternare momenti di eccitazione ad altri di malinconia, piange con estrema facilità. Inoltre, tende a vedere sempre il lato peggiore in tutte le cose ed è già triste al momento del risveglio. Un altro elemento caratteristico di Lachesis è che non sopporta la costrizione: si sente soffocare se ha il collo stretto da qualcosa (una camicia stretta, una collana) e lo stesso dicasi per l'addome dove gli manca il respiro se una cinta lo stringe in vita.
È proprio questa intolleranza verso ciò che stringe che permette di dire che Lachesis è migliorato da ogni forma di escrezione, sia essa un flusso fisiologico (mestruazione) che patologico (suppurazione).
Caratteristici di questo rimedio sono le cefalee che compaiono dopo esposizione al sole e le emicranie, entrambe migliorate dalla comparsa di mestruazioni, le ecchimosi e le ulcere a carico della cute, le faringiti e le tonsilliti con sensazione di costrizione.
Altro suo elemento caratteristico è l'instabilità vasomotoria e quindi può essere usato per la fragilità capillare, le varici, le trombosi e nelle donne in menopausa. Ulteriori indicazioni cliniche sono l'alcolismo, in particolare per le turbe digestive che l'accompagnano, e alcuni sintomi psichiatrici tipo gelosia, delirio, manie di persecuzione.

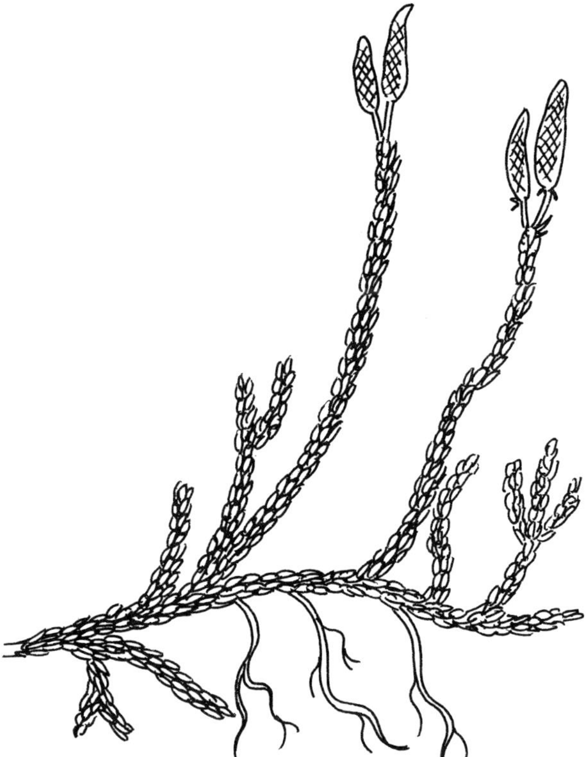

La pianta del Lycopodium clavatum da cui si ottiene il rimedio Lycopodium.

LYCOPODIUM

Lycopodium clavatum chiamato anche "piede di lupo" è una pianta della famiglia delle Licopodiacee.
Il tipo sensibile ha il torace ristretto e l'addome voluminoso, il suo volto è rugoso per cui dimostra più anni di quelli che ha realmente. Inoltre, all'aspetto vecchieggiante si associa un decadimento mentale: difficoltà a concentrarsi e a ricordare, con frequenti vuoti di memoria. Ciò comporta una mancanza di fiducia in se stesso e uno scarso entusiasmo per il futuro, nonostante i successi cui era abituato, perché chi diventa Lycopodium è stato un soggetto particolarmente vivo e intelligente. Con il passare del tempo lo sforzo intellettuale diviene sempre più marcato e di conseguenza diminuisce l'entusiasmo per la vita.
A questa depressione psichica si associa una debolezza fisica molto accentuata. E l'anoressia che comporta alcuni segni tipici quali appetito vorace che viene subito saziato, desiderio per dolci, zucchero e altre sostanze, come l'alcol, che danno calorie utilizzabili immediatamente. Inoltre, diviene gonfio subito dopo mangiato e non sopporta i vestiti che gli stringono la vita.
Tipicamente, i suoi mali iniziano a destra e solo in un secondo momento coinvolgono anche la parte sinistra del corpo, infatti la cefalea è inizialmente a destra, la tonsillite colpisce prima la tonsilla destra e così via.
L'aggravamento dei sintomi si ha in genere tra le ore sedici e le venti e con il caldo. Il peggioramento con il movimento, all'aria fresca, con gli alimenti e le bevande calde.
Le principali condizioni cliniche in cui può essere usato Lycopodium sono: la calcolosi biliare, la flatulenza, l'anoressia infantile, la calcolosi urinaria, l'orticaria cronica.

NATRUM MURIATICUM

È il sale da cucina che attraverso il metodo di preparazione di Hahnemann diventa uno dei più importanti rimedi dell'omeopatia. Tutti possiamo diventare Natrum muriaticum quando non riusciamo ad esplicare le nostre emozioni, le nostre collere o a vincere le nostre paure.
Valutando l'azione tossicologica e quella sperimentale si può dire che la triade che caratterizza Natrum muriaticum è: denutrizione, disidratazione, astenia. Dal punto di vista fisico il tipo sensibile è spesso, ma non necessariamente, un bambino o un adolescente, che può essere molto magro, nonostante il notevole appetito, e a volte anche disidratato. Suda molto per cui la pelle in alcune parti del corpo, tipo mani e piedi, è secca mentre in altre zone, come il cuoio capelluto, è grassa e traslucida. Nonostante sudi ha i brividi, è un freddoloso ma non ama il caldo.
In Natrum sono presenti problemi di pelle (verruche sul palmo delle mani, eczemi localizzati alla fronte, lesioni erpetiche alle labbra e all'ano) e spesso ha la lingua a carta geografica. Gli occhi di frequente sono arrossati, con fotofobia e lacrimazione, soprattutto se ha anche il raffreddore. Dal punto di vista psichico il tipo sensibile è un depresso che tende a stare isolato, ma la depressione è difficile da sopportare e quindi cerca, senza riuscirci, di attirarsi la simpatia degli altri, per questo piange spesso rimuginando sui suoi problemi.
È affetto da un'astenia psichica marcata con difficoltà di concentrazione, turbe della memoria e possibile comparsa di cefalee da studio. Tutte queste caratteristiche permettono di considerare

questo rimedio adatto alla tristezza tipica della pubertà.
Tutti i sintomi di Natrum muriaticum tendono ad aggravarsi con la consolazione, al mattino verso le dieci e con il caldo; nonostante sia un freddoloso; migliorano all'aria aperta.
Le principali indicazioni cliniche sono a carattere generale per dimagrimento, astenia e disidratazione, inoltre per lesioni della pelle (acne giovanile, verruche, herpes recidivante) e per alcuni stati depressivi (delusioni sentimentali, difficoltà a scuola).

NUX VOMICA

È la Noce vomica, seme della Strychnos Nux vomica, una pianta della famiglia delle Loganiacee.
Viene considerato il rimedio omeopatico della vita moderna ed erroneamente, fino a poco tempo fa, un rimedio esclusivamente maschile in quanto il tipo sensibile è un soggetto attivo, ma sedentario. Infatti, spesso è un dirigente, una persona d'affari, colui che ricopre una posizione di rilievo, quindi sempre preoccupato, sovraffaticato, che non riesce mai a trovare un momento per se stesso. Tutto questo gli procura ansia, depressione, ipersensibilità (nei confronti dei rumori, degli odori, dei cibi, del vento), aggressività e talvolta può diventare anche violento. Altra caratteristica della Nux vomica è lo spasmo che può essere mentale o fisico, in questo caso è soprattutto intestinale. Mangia velocemente il cibo ancora bollente, fa fatica a digerire (la digestione è lunga e difficoltosa) e soffre di stipsi con stimoli frequenti, ma inefficaci.
Il sonno è un altro problema per Nux vomica: si addormenta subito dopo mangiato, davanti al televisore e poi, a letto, fa fatica ad addormentarsi. Si risveglia verso le 3/4 del mattino e inizia a pensare ai suoi problemi di lavoro; si riaddormenta solo quando sta per suonare la sveglia, di conseguenza non è mai riposato.
Soffre di cefalea o emicrania da eccessivo consumo di alcol, tabacco e caffè, sostanze che gli permettono di mantenersi "sveglio" per svolgere il suo lavoro. L'eccessivo consumo di questi stimolanti è responsabile dei disturbi gastrici, epatici e delle emorroidi di cui soffre abitualmente.
Tutti i sintomi di Nux vomica si accentuano al mattino, in particolare al risveglio, dopo i pasti (sonnolenza), con il freddo, con la

rabbia, con il superlavoro e con il vento. Migliorano con un sonno continuo e riposante e con il caldo.
Questo rimedio viene utilizzato in tutte le condizioni in cui è forte la componente nervosa: nelle insonnie da affaticamento, nelle cefalee da vita disordinata, nei disturbi digestivi e, inoltre, nel pretrattamento di coloro che dopo aver assunto molti farmaci allopatici, hanno deciso di iniziare un trattamento omeopatico.

PULSATILLA

È l'anemone Pulsatilla, una pianta della famiglia delle Ranum colacee.
L'elemento dominante di Pulsatilla è l'insicurezza che condiziona il suo modo di essere. Infatti il tipo sensibile ha un carattere dolce, arrendevole, piange facilmente per un nonnulla, ama essere consolato e compreso, ha bisogno di un appoggio morale. Pulsatilla passa con estrema facilità dal pianto al sorriso dolce dopo essere stata consolata. È timida e sottomessa, ma può diventare suscettibile e aggressiva in determinate situazioni.
Ama la compagnia, anzi non sopporta la solitudine, soprattutto di sera, perché ha paura del buio.
Anche nell'aspetto fisico ricorda il carattere remissivo e dolce: la carnagione è chiara con aspetto marmoreo per la stasi venosa, i capelli sono biondi e gli occhi azzurri.
Gli occhi spesso sono arrossati e lacrimano facilmente, può anche soffrire di calazi e orzaioli.
La digestione è lenta e difficile, nonostante mangi con appetito, soffre di eruttazioni, meteorismo, pesantezza postprandiale, soprattutto per cibi grassi. Al mattino, al risveglio ha un cattivo gusto in bocca, l'alito è pesante e la bocca asciutta. L'alvo è irregolare per cui può passare dalla stipsi alla diarrea.
I sintomi di Pulsatilla si aggravano con il caldo, con l'immobilità e dopo aver mangiato alimenti grassi. Migliorano con il freddo (applicazioni fredde soprattutto per problemi di tipo circolatorio), all'aperto e quando è in una situazione tranquilla.
È il rimedio delle digestioni difficili dopo aver mangiato cibi grassi, del meteorismo, della stipsi, dei problemi circolatori, delle depressioni.

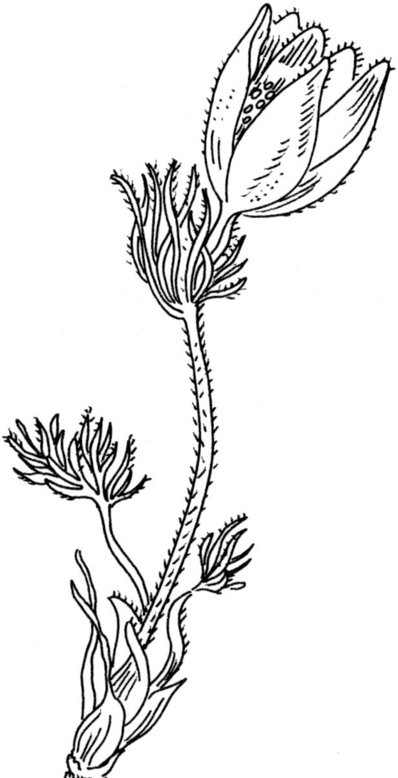

L'anemone Pulsatilla da cui si ottiene il rimedio

SEPIA

È l'inchiostro di seppia, un mollusco marino, che emette questo liquido bruno-nerastro. Ciò ha portato all'affermazione che il tipo sensibile di Sepia sia una donna slanciata con capelli e occhi scuri e carnagione pallida.
A livello sperimentale questo rimedio agisce soprattutto sul circolo venoso, sui tessuti connettivi di sostegno e sul sistema nervoso. L'elemento dominante è la mancanza di tono, per cui c'è il rilasciamento di organi e visceri, cioè in Sepia si può ben dire che "tutto cade". Infatti, c'è la caduta dei capelli, la tendenza allo svenimento dopo essere stata per molto tempo inginocchiata in chiesa, la propensione al prolasso di vari organi, in particolare utero, vagina, vescica, retto. Può essere presente anche una ptosi palpebrale .
Anche il feto si può dire che cade perché ha aborti al sesto mese di gravidanza.
Dal punto di vista psichico è una persona indifferente verso tutto e tutti, anche nei confronti della famiglia che dice di amare. È estremamente depressa, vede tutto nero, l'ottimismo non è il suo forte, vive in un'angoscia continua, vuole sempre qualcuno vicino a cui raccontare tutti i suoi guai, però non vuole essere consolata, piange in disparte perché odia la consolazione. Ha un pessimo rapporto con la sessualità che considera un po' come la causa di tutti i suoi mali.
Soffre di dispepsie, accompagnate dalla sensazione di vuoto allo stomaco, di stipsi e di emorroidi che migliorano camminando, di pesantezza addominale (nella donna c'è la sensazione che qualcosa possa uscire dalla vulva), di sensazione di corpo estraneo nel

retto. Ha avversione per gli odori e i cibi, in particolare per il latte, mentre ama sottoaceti, aceto, sapori e cibi aspri.
I suoi sintomi si aggravano prima di un temporale, stando in piedi o in ginocchio, di mattina e di sera; invece migliorano tenendo le gambe sollevate o facendo determinati esercizi fisici.
È per eccellenza il rimedio delle ptosi (rilasciamento) degli organi, in particolare del prolasso rettale e di quello uterino.

SILICEA

È la silice estratta dalle rocce, quindi in pratica è sabbia. La silice è un costituente essenziale dei vegetali, a cui dona forza e rigidità. Anche per l'organismo umano, altrimenti privo di grinta, è un elemento indispensabile. È questo il motivo per cui il tipo sensibile viene identificato come una persona che manca di nerbo.
Fisicamente, questi soggetti sono iponutriti, astenici, demineralizzati, rachitici. Il loro accrescimento è stentato, la dentizione è rallentata, hanno iniziato a camminare più tardi rispetto agli altri bambini e in assoluto tutti i vari organi hanno risentito di questa crescita particolare.
Dal punto di vista psichico sono soggetti vivaci ma estremamente timidi, perché la debolezza li rende insicuri, per cui mancano di fiducia in se stessi, nonostante riescano bene a scuola e nel lavoro. Sono ipersensibili ai rumori e alle scosse violente.
Silicea soffre di dolori violenti tipo spine, aghi nei tessuti, soprattutto alla testa e sopra l'occhio destro, inoltre risente del freddo, in particolare la donna durante le mestruazioni.
In Silicea la cute è pallida, malsana, ogni piccola ferita tende ad infettarsi; i piedi sono freddi e umidi a causa dell'abbondante sudorazione ed emanano un cattivo odore.
I sintomi di Silicea migliorano con il caldo e con il clima secco e avvolgendosi con panni caldi; invece peggiorano con la luna nuova e piena e con il freddo e l'umidità.
Questo rimedio può essere usato nel rachitismo, nella demineralizzazione dell'anziano, nelle astenie da superlavoro o nelle convalescenze da malattia.

THUYA

È un albero della famiglia delle Conifere. La sua azione patogenetica si esplica a livello dell'apparato urogenitale, della cute e del sistema nervoso.
Il tipo sensibile è un impaziente, un frettoloso, un ansioso, vive di ossessioni, di allucinazioni, non è in grado di distinguere le cose importanti da quelle che non lo sono.
Fisicamente è un tipo corpulento, più sviluppato a livello del tronco che degli arti. Ha una pelle grassa, con dei solchi che dal naso raggiungono le labbra, i suoi capelli cadono facilmente, ha le mani fredde e sudaticce.
I sintomi di Tuja si aggravano con il freddo e l'umidità, mangiando le cipolle. Migliorano con il caldo e sudando.
Tutti i suoi mali sono accentuati a sinistra .
Questo rimedio è adatto per i disturbi dell'apparato genitale, maschile e femminile (ipertrofia della prostata, uretriti di vecchia data, fibromi, cisti ovariche), per lesioni della pelle e per disturbi nervosi .

Disturbi trattati

Disturbi trattati con rimedi omeopatici

Il metodo utilizzato per stabilire il rimedio omeopatico da usare in ogni singolo individuo consiste nel mettere a confronto il quadro tipico di ogni rimedio, ottenuto attraverso la sperimentazione e l'intossicazione, con quello presentato dalla persona che si sta esaminando. Attraverso l'intossicazione e la sperimentazione, di ogni rimedio si è riusciti a stabilire su quali regioni dell'organismo umano agisce (sistema circolatorio, sistema nervoso, cute, mucose, apparato digerente, apparato urogenitale, sistema ghiandolare, ossa, articolazioni ecc.), quale tipo di azione viene svolta su queste strutture (infiammatoria, emorragica, depressiva, irritativa ecc.), qual è il tipo sensibile a questo rimedio (vanno valutati sia l'aspetto fisico che quello psichico) e infine quali sono i segni caratteristici di questo rimedio (quando c'è miglioramento o aggravamento dei sintomi, quali sono i desideri o le avversioni alimentari, dove i sintomi sono più accentuati, destra o sinistra, se ci sono particolari sensazioni o concomitanze). Attraverso la semeiotica omeopatica si ottengono numerosi sintomi per cui diventa difficile l'applicazione della "legge della similitudine" e allora si fa una gerarchia dei sintomi, scegliendo quelli più importanti di altri che corrispondono ad una similitudine più o meno marcata. La gerarchia, in ordine d'importanza crescente, che viene utilizzata è questa:

– sintomo locale (vomito, diarrea)
– sintomo generale (febbre, dimagrimento)
– elementi che caratterizzano il sintomo
– comportamento nervoso (denominato anche sintomo psichico)
– sintomo eziologico (trauma, batterio, virus).

Inoltre, va ricordato che tra i diversi aspetti presi in considerazione nella vista omeopatica ci sono anche la tipologia e la costituzione.
La tipologia o tipo sensibile indica la persona appartenente ad un gruppo di soggetti, i quali nei confronti di una certa sostanza con azione farmacologica, sviluppano un maggior numero di sintomi comuni, rispetto ad altri individui. Queste persone devono avere delle particolarità morfologiche e caratteriologiche e delle tendenze patologiche simili. Ad esempio i soggetti sensibili all'inchiostro di seppia sono soprattutto donne con carnagione chiara, occhi e capelli scuri, slanciate, con tendenza alla caduta dei visceri e a problemi circolatori, soprattutto venosi.
La costituzione indica l'aspetto morfologico di ogni individuo. Antoine Nebel si accorse che coloro che sviluppavano nel corso della sperimentazione patogenetica il massimo numero di segni di Calcarea carbonica, Calcarea phosphorica e Calcarea fluorica, avevano ciascuno una morfologia particolare e che essi potevano essere trattati, per i loro disturbi con queste sostanze a dinamizzazione diversa. Da queste sue ricerche si è riusciti a stabilire una trilogia costituzionale che raggruppa gli individui in tre categorie, a cui successivamente ne venne aggiunta una quarta.
Esse sono :
– la costituzione sulfurica
– la costituzione carbonica
– la costituzione fosforica
– la costituzione fluorica

La costituzione sulfurica comprende soggetti di statura media, peso medio, aspetto armonioso con equilibrio fra le varie parti del corpo. È la costituzione normolinea.
La costituzione carbonica è la brevilinea, in quanto l'altezza è più bassa di quella media, mentre il peso è superiore per la tendenza all'obesità, nell'insieme l'aspetto è tozzo con sviluppo in larghezza.
Nella costituzione fosforica, la longilinea, la statura è superiore alla media, il peso inferiore per cui si tratta di soggetti estremamente magri e lunghi.

L'ultima costituzione è quella fluorica o distrofica che è data dalla combinazione delle altre tre per cui l'altezza è variabile, come il peso.
Di ogni costituzione abbiamo parlato a carattere generale, in realtà durante la visita omeopatica, oltre alla morfologia (aspetto del volto, delle mani, dei denti, dei legamenti e dei muscoli), vanno considerate le tendenze patologiche e il comportamento neuropsichico.
Dopo una sommaria, ma necessaria spiegazione di come si comporta il medico omeopatico nella scelta dei vari rimedi da adottare, andremo a descrivere alcuni dei più comuni disturbi dell'organismo umano, raggruppandoli per apparati. Anche se l'applicazione specifica dei vari rimedi omeopatici è un po' una forzatura per il concetto generale di omeopatia a cui abbiamo accennato in questo testo, una certa standardizzazione nosografica è necessaria per una comprensione semplificata della materia.
È possibile che tra i rimedi che verranno proposti nelle varie malattie, ve ne saranno alcuni di cui non abbiamo parlato nel capitolo "*Principali rimedi omeopatici*". Questo è comprensibile perché sono stati descritti solo i rimedi più comuni.

Disturbi della pelle

La medicina omeopatica è efficace con le malattie della pelle in quanto queste vengono considerate come sintomi locali di una malattia generale e non, al contrario della medicina allopatica, singolarmente. Infatti, nella medicina classica si usano dei farmaci che reprimono il sintomo locale, con la possibilità che esso ricompaia di lì a poco nello stesso punto, oppure in un altro distretto organico.

Acne

È un disturbo tipicamente giovanile, dovuto ad infiammazione delle ghiandole sebacee, il cui elemento caratteristico è la formazione di una pustola che nasce a livello del follicolo ghiandolare e forma sulla cute un cono rilevato e rosso. Per quanto detto sopra l'acne non può essere considerato un disturbo locale ma rientra in un quadro più generale di alimentazione disordinata, associata o meno, ad alterata capacità funzionale dell'apparato digerente nell'utilizzare e nell'eliminare i prodotti del metabolismo. Elenchiamo alcuni rimedi omeopatici adatti per questo disordine.

Graphites
È un'acne formata da piccole vescicole, che compaiono su una cute secca, dalle quali grattandosi fuoriesce un liquido appiccicoso e giallastro, simile a miele, che seccandosi determinerà la formazio-

ne delle crosticine. La più leggera irritazione provoca il sanguinamento.

Kalium bromatum
L'acne di questo rimedio è pustolosa (pustole rosso-cianotiche), lascia delle zone scolorite e compare oltre che sul viso, sulle mani, sul dorso e sul torace. Questo rimedio evita la formazione di cicatrici.

Natrum muriaticum
La cute in questo rimedio è molto grassa, per aumentata produzione di sebo, soprattutto a livello del viso, per cui si formano delle eruzioni acneiformi, prevalentemente a livello della fronte e sul bordo del cuoio capelluto.

Pulsatilla
Funziona nell'acne delle giovani donne, soprattutto se bionde e con gli occhi azzurri, che piangono con estrema facilità e con carattere mutevole.

Sulfur
Funziona per l'acne con tendenza pustolosa, con prurito intenso aggravato dal caldo del letto e migliorato dal freddo.

Eritema solare

Una prolungata esposizione al sole, soprattutto nei soggetti con carnagione chiara, ma ormai in tutti i tipi di pelle, visto che i raggi solari non vengono più filtrati per i problemi relativi all'ozono di cui siamo tutti a conoscenza può indurre la comparsa di un eritema solare. La pelle sarà arrossata e con vescicole a contenuto sieroso, il tutto accompagnato da intenso prurito.

Cantharis
È un rimedio da scottature con grosse vescicole flittenogene, contenenti un liquido chiaro, brucianti e pruriginose che migliorano con le applicazioni fredde.

Urtica urens
È un estratto ottenuto dalla pianta dell'orticaria. Cura grosse vesciche, piene di acqua, brucianti e pruriginose. I sintomi di questo rimedio sono aggravati dalle applicazioni fredde, tipo lavaggi e bagni.

Punture di insetti

Anche se molte volte le punture di insetti non sono gravi, tuttavia, a volte, possono provocare seri problemi soprattutto nelle persone particolarmente sensibili.
Per questo motivo i rimedi vanno usati a qualsiasi somministrazione e ripetutamente, fino a che non si è sicuri che stanno agendo. I rimedi più usati sono i seguenti:

Apis
L'abbiamo già definito l'antistaminico omeopatico per cui non si può non parlarne in caso di puntura d'insetti.
La puntura in Apis si accompagna ad edema e provoca dei dolori pungenti, con intenso prurito.
Il tutto migliora con delle applicazioni fredde.

Ledum palustre
È il rimedio delle punture di insetti che non hanno provocato sanguinamento. La pelle si presenta pallida e tipicamente fredda. Anche la persona colpita ha freddo, batte i denti e rabbrividisce. Questo rimedio svolge anche un'azione preventiva per cui è consigliabile portarselo dietro quando si deve raggiungere una zona infestata.

Tarentula cubensis
Adatto per le punture più velenose, quelle accompagnate da marcata infiammazione locale e generale.
Infatti, dopo l'infezione questi pazienti presentano un versamento ematico locale con rigonfiamento delle linfoghiandole satelliti.

Ustioni

Le ustioni consistono in una lesione della cute, accompagnata o meno da sintomatologia locale, causata dal contatto con una fonte di calore.
Si distinguono in: ustioni di primo, secondo o terzo grado a seconda che si sia nella fase dell'eritema, delle vesciche o della necrosi. Ovviamente ad ogni grado corrisponde una forma più grave.
Tornando all'omeopatia diciamo che essa funziona nelle forme localizzate, attenuando il dolore e favorendo la cicatrizzazione, mentre in quelle più estese è necessario correre subito in ospedale per evitare le complicanze più gravi.

Nelle "ustioni di primo grado" (quelle che compaiono dopo un colpo di sole o per essere stati a lungo vicino ad una fonte di calore) come rimedi si possono usare :

Apis
Si usa nelle lesioni dermatologiche con eritema associato ad edema, quando il dolore, migliorato dalle applicazioni fredde, sembra provocato da aghi.

Belladonna
È adatta soprattutto nelle forme con eritema rossastro che irradia calore a distanza, con dolore pulsante aggravato dal minimo contatto.

Urtica urens
È un rimedio di cui abbiamo già parlato negli eritemi solari. Le caratteristiche sono le stesse.

Nelle "ustioni di secondo grado", in cui le vescicole sono a contenuto sieroso, i rimedi più adatti sono:

Cantharis
Anche di questo rimedio abbiamo già parlato a proposito dell'eritema solare. Ribadiamo che le vescicole contengono all'inizio un liquido chiaro che poi tende a scurirsi.

Causticum
Si tratta di una miscela ottenuta dal bisolfato di potassio e dalla calce spenta.
Funziona in questo tipo di ustioni soprattutto per prevenire la formazione di cicatrici.

Per quanto concerne le "ustioni di terzo grado", nelle quali è già in atto la necrosi tessutale con morte delle cellule del tessuto colpito, l'omeopatia può intervenire per facilitare una cicatrizzazione più rapida e con meno reliquati. Per questo scopo si possono usare:

Arsenicum album
Si usa per dolori brucianti che aumentano di notte con perdita di sostanze ripugnanti.

Kalium bichromicum
Funziona nelle ulcerazioni a margini netti, quando il tessuto necrotico è di colore giallo verdastro.

Verruche

Completiamo il quadro delle malattie dermatologiche parlando delle verruche, formate dall'ipertrofia delle papille del derma con conseguente indurimento e piccole neoformazioni.
Possono localizzarsi in varie zone dell'organismo, ma noi ci limiteremo a parlare di quelle plantari (nelle piante dei piedi) e di quelle palmari (nel palmo delle mani), che sono anche le più frequenti.
I rimedi omeopatici utilizzabili sono:

Antimonium crudum
È adatto per tutti i tipi di verruche, purché dure, di conseguenza anche per quelle plantari e palmari.
Questo rimedio va scelto quando sono presenti anche dei problemi digestivi, lingua biancastra, e si ha un'aggravamento dei sintomi con il bagno freddo o con il calore emesso da una stufa .

Nitricum acidum
Si usa quando le verruche un colorito giallo o hanno fessurazioni sanguinolente.

Disturbi dell'apparato digerente

I disturbi dell'apparato digerente sono numerosi e frequenti e bisogna ammettere che nella medicina omeopatica sono molteplici i successi ottenuti in questa parte dell'organismo.

Aerofagia

Si tratta di una deglutizione involontaria di aria che entra nell'esofago e nello stomaco, con conseguente gonfiore addominale. Un'accentuazione di questo fenomeno, per certi versi fisiologico, determina la comparsa di eruttazioni rumorose e ripetute. Può verificarsi nei soggetti particolarmente nervosi quando mangiano cibi fermentabili.
I rimedi utilizzabili sono:

Argentum nitricum
È il rimedio adatto per le aereofagie accompagnate da evidente gonfiore che migliora grazie ad eccessive eruttazioni. Il gonfiore viene accentuato dall'assunzione di dolci e dal caldo. All'aerofagia può associarsi anche diarrea.

Carbo vegetalis
In questi soggetti il gonfiore è tipicamente localizzato nella regione sottombelicale e, inoltre, tende ad aumentare quando si disten-

dono. I rutti alleviano il gonfiore momentaneamente.

Lycopodium
È il paziente che può avere poca fame o appetito eccessivo, però in entrambi i casi è sazio dopo poche boccate e si sente subito gonfio, con ripetuti borborigmi. I cibi particolarmente responsabili di questa sua condizione sono: farinacei, zuccheri e dolci, cipolle e ostriche.

Diarrea

Consiste nell'emissione ripetuta di feci liquide o semiliquide. La conseguenza di questa situazione un'eccessiva perdita di acqua ed elettroliti, da cui astenia e debilitazione fisica. Le cause sono variabili, ricordiamo quelle dovute a tossinfezioni alimentari di vario tipo, quelle da turbe digestive stagionali e quelle da malattie infettive varie. Infine, non dimentichiamo le diarree che possono accompagnare le febbri o quelle croniche che indicano un quadro clinico molto più complesso. Noi in questa sede ci limiteremo a parlare delle forme acute. Per queste i rimedi omeopatici più adatti sono:

Aconitum napellus
Compare dopo un colpo di freddo brutale e pungente. Le feci sono verdastre e si associa una febbre in cui il paziente è ansioso, agitato, con sete intensa.

Aethusa cynapium
Questo rimedio è adattissimo nelle diarree e nei vomiti da intolleranza al latte. Infatti, questi neonati circa un'ora dopo la poppata

vomitano ed emettono feci di latte non digerito: verdi e acquose. Il tutto comporta uno stato di astenia con possibilità di convulsioni nelle forme più gravi.

Aloe socotrina
Questa diarrea insorge in seguito a trasgressioni alimentari, o dopo un colpo di freddo e il paziente non riesce a controllare lo sfintere anale, per cui deve correre subito in bagno. Le feci sono acquose, verdastre; a volte hanno un aspetto gelatinoso.

Argentum nitricum
Abbiamo già parlato di questo rimedio a proposito delle aerofagie. Infatti, in questi soggetti in seguito all'assunzione eccessiva di dolci può comparire una diarrea con feci verdastre come purea di spinaci.
Lo stesso rimedio può essere usato nella diarrea da "tremarella", cioè da paura, accompagnata da flatulenza.

Arsenicum album
Le feci sono scarse, scure, sanguinolente, puzzano intensamente, sono brucianti, danno la sensazione di fuoco quando fuoriescono dall'ano. Provocano un senso di prostrazione, ma anche di agitazione e sete intensa. È la diarrea delle intossicazioni alimentari da cibo avariato o delle sindromi tossinfettive. È consigliabile portarsi dietro questo rimedio nel caso si intraprenda un viaggio nei paesi tropicali.

Chamomilla
È la diarrea che accompagna la dentizione. Il bambino è irritato, di umore collerico, si calma solo se portato in braccia o in macchina. Anche qui le feci sono verdastre e la diarrea viene scatenata dalla collera o dal freddo.

Gelsemium
È anche questa la diarrea della paura, però non accompagnata da flatulenza.

Mercurius solubilis
È il rimedio della diarrea associata a segni di carattere generale quali lingua gonfia, alito con odore metallico, febbre alta, le feci sono verdastre e sanguinolenti.

Podophyllum peltatum
È un rimedio adatto per una diarrea acquosa, con feci giallastre e fetide, espulse a getto. È preceduta da dolori addominali e borborigmi, seguita da astenia e sensazione di vuoto addominale. Si aggrava alle prime ore del mattino e verso mezzogiorno.

Pulsatilla
È il rimedio per la diarrea che compare dopo aver mangiato cibi grassi e nutrienti. Le feci hanno un aspetto diverso l'una dall'altra sia come colore che come forma. L'emissione di feci aumenta stando in casa, in ambiente caldo.

Emorroidi

Le emorroidi sono delle dilatazioni varicose di uno o più rami delle vene emorroidarie. Sono molto frequenti nella popolazione femminile e possono aggravarsi in determinate condizioni, in particolare in gravidanza. Per questo tipo di problema i rimedi adatti sono:

Aesculus hippocastanum
È il castagno delle Indie, un valido rimedio omeopatico per il

sistema venoso. Funziona in tutti i tipi di emorroidi, di qualsiasi origine. Il dolore che si avverte in questo rimedio è come la sensazione di aghi nel retto.

Arnica

Questo rimedio svolge un'azione specifica nei confronti di vene e venule. Tutte le lesioni venose trattate con Arnica si accompagnano a una sensazione di contusione peggiorata dal minimo contatto.

Nux vomica

È adatta per le emorroidi croniche, in particolare per quelle dei soggetti sedentari o di quelli che fanno vita sregolata. Queste emorroidi migliorano con le applicazioni di ghiaccio.

Sulfur

Emorroidi aggravate dal bere birra o dalla notte. Questo rimedio è adatto soprattutto per le emorroidi già trattate con i farmaci della medicina allopatica senza che vi siano stati miglioramenti per la persona.

Indigestione

Nell'indigestione si verifica un'alterazione transitoria, più o meno grave , delle funzioni digestive da cause diverse, anche se la più frequente è l'aver mangiato o bevuto troppo. I sintomi che la caratterizzano sono nausea, conati e vomito.
I rimedi omeopatici più adatti sono:

Arsenicum album

L'indigestione si accompagna a dolore, bruciore e sete continua di acqua fredda che viene bevuta di frequente. Non sopporta la vista e l'odore dei cibi, erutta di continuo e migliora con il caldo e con le bevande calde.

Lycopodium

È lo stesso rimedio di cui abbiamo parlato nell'aerofagia. Aggiungiamo solo che questi sono soggetti con una digestione cronicamente inefficace per cui presentano spesso questi disturbi.

Nux vomica

Anche di questo rimedio abbiamo già parlato a proposito delle emorroidi. E'adatto per i problemi digestivi dei sedentari, dei gaudenti, di coloro che si addormentano subito dopo i pasti, di quelli che hanno bisogno di caffè e liquori per tonificare la digestione.

Stipsi

La stipsi (costipazione o stitichezza) è un disordine dell'alvo consistente in un'insufficiente e difficile evacuazione delle feci. Le cause che possono provocarla sono molteplici, tuttavia alla base c'è un'alterata motilità funzionale dell'intestino, con ristagno dei residui digestivi. Possono essere usati:

Alumina

È un rimedio adattissimo per le stipsi da ridotta capacità contrattile ed espulsiva dell'intestino, associata a secchezza delle mucose. Di conseguenza anche le feci molli vengono emesse dopo grande sforzo.

Bryonia
Anche in questo rimedio ritroviamo secchezza delle mucose, in particolare di quelle digestive, con conseguente difficoltà alla defecazione.
Le feci sono nerastre e dure. In questo rimedio domina la spossatezza per cui non c'è proprio voglia di andare....

Graphites
In Graphites manca proprio lo stimolo alla defecazione e inoltre la presenza di ragadi ed emorroidi la rende ancora più difficile e dolorosa.
Le feci emesse hanno l'aspetto di piccole palline dure, ricoperte da muco.

Nux Vomica
Citiamo ancora questo rimedio, dopo averne già parlato nelle emorroidi e nell' indigestione, in quanto si tratta di un "medicamento" fondamentale per i disturbi dell'apparato digerente, in particolare di quelli con una forte componente nervosa.
Infatti, in seguito allo spasmo (contrazione) della muscolatura intestinale queste persone hanno stimoli frequenti, ma inefficaci per la defecazione e quando finalmente riescono ad andare di corpo, emettono delle feci scarse con la sensazione che una parte non è stata espulsa.

Opium
In questo rimedio la situazione è completamente diversa da Nux vomica: non c'è proprio lo stimolo alla defecazione per mancata peristalsi intestinale, cioè la muscolatura dell'intestino si muove poco e non spinge le feci verso il retto.
Di conseguenza quando queste vengono finalmente emesse utilizzando tutti i mezzi, compreso il clistere, sono dure come sassi.

Platina

È adatto nelle stipsi spastiche dovute al cambiamento di vita e di alimentazione, quindi ai viaggiatori e agli emigranti.

Disturbi dell'apparato respiratorio

Le malattie che possono colpire l'apparato respiratorio (naso, faringe, laringe, trachea, bronchi e polmoni) sono veramente numerose.
In questo paragrafo ci limiteremo a parlare di alcune di esse che sono ben risolte dall'omeopatia.

Asma bronchiale

È una condizione morbosa caratterizzata dalla comparsa di crisi ricorrenti di dispnea in soggetti costituzionalmente predisposti quando vengono a contatto con degli allergeni specifici. Durante la crisi la persona comincia a respirare con maggiore frequenza, avvertendo una sensazione sempre più intensa di affanno, di soffocazione, di "fame d'aria", il tutto accompagnato da una tosse secca e stizzosa.
I rimedi omeopatici utilizzabili sono i seguenti:

Arsenicum album
Le crisi asmatiformi di questo rimedio sono aggravate dall'aria fredda e dal minimo esercizio fisico.
È una persona molto agitata che passa da una stanza all'altra, dal letto alla sedia, che non riesce a trovare pace a questa situazione e quindi è anche molto agitata.

Ipeca
Si usa nelle crisi con tosse incessante accompagnata da oppressione toracica.
Possono essere presenti nausea o vomito, o entrambi.

Kalium carbonicum
Gli attacchi insorgono di notte, il soggetto migliora stando seduto, piegato in avanti con i gomiti poggiati sulle ginocchia.

Lachesis
È un rimedio indicato nelle crisi in cui il soggetto si sente soffocare: non sopporta niente a livello del collo o del torace.
La crisi insorge tipicamente al risveglio o al momento in cui sta per addormentarsi.

Natrum sulfuricum
La crisi compare in concomitanza dell'umidità, anche quando piove.
Infatti è un soggetto i cui disturbi sono sempre aggravati dall'umidità.
I suoi respiri sono molto profondi e quando tossisce ha dolore per cui si comprime il torace.

Sambucus nigra
È un rimedio molto funzionale, soprattutto nel bambino, in quanto agisce rapidamente.
La crisi compare di notte, la persona, spesso si tratta di un bambino, si sveglia e inizia a tossire con una fame spasmodica di aria. Può anche diventare cianotico (assume un colorito bluastro).
Quindi si riaddormenta per svegliarsi poco dopo con un nuovo episodio di dispnea.

Raffreddore

Sulle caratteristiche di questo disturbo c'è poco da dire in quanto tutti, almeno una volta nella vita abbiamo avuto un raffreddore. Ricordiamo solo che attualmente sono sempre più frequenti le forme su base allergica (rinite allergica).
In omeopatia, numerosi sono i rimedi adatti per questo disturbo, ne elenchiamo alcuni:

Allium cepa
È adatto per entrambe le forme di raffreddore, sia quello comune che quello allergico. Gli starnuti si susseguono con scolo di liquido dal naso che provoca escoriazioni a carico del labbro superiore e sulle narici. La sintomatologia migliora stando all'aria aperta.

Euphrasia
La lacrimazione degli occhi è molto forte e dà fastidio anche perché brucia, al contrario di quella nasale che è sempre cospicua ma non brucia.
Può accompagnarsi ad una crisi asmatica.

Nux vomica
Starnuti che iniziano al mattino, appena svegli, con ipersensibilità agli odori.
Durante il giorno infiammazione della mucosa nasale con liquido acquoso e bruciante, che manca di notte.

Pulsatilla
Gli starnuti sono più intensi durante la notte, meno al risveglio e nel corso della giornata. L'aggravamento si può avere in ambiente chiuso o in un luogo caldo.

Sababilla
Gli starnuti sono ripetuti e accompagnati da abbondante secrezione nasale; sensazione di prurito oltre che nel naso anche in gola. C'è una aumentata sensibilità al profumo dei fiori.

Raucedine

Si tratta di un cambiamento del timbro della voce, accompagnato da un abbassamento del tono della stessa, che nelle forme più gravi può arrivare fino all'afonia (perdita completa della voce). Può verificarsi nelle malattie delle corde vocali o su base nervosa.
Tra i rimedi omeopatici utilizzabili ricordiamo i seguenti:

Arum triphyllum
È il rimedio delle voci bitonali, cioè che cambiano continuamente il timbro vocale. È indicato per coloro che parlano troppo: chi urla allo stadio, attori di teatro, venditori ambulanti.

Causticum
Rimedio adatto per le voci che sono rauche al mattino e alla sera, dovute a debolezza dei muscoli laringei. C'è dolore a livello dello sterno per coinvolgimento della trachea.

Phosphorus
È adatto per l'afonia che compare o peggiora di sera, accompagnata da secchezza e dolore a livello della faringe.

Rhus toxicodendron
La raucedine migliora parlando o cantando, infatti è presente

all'inizio del discorso e poi migliora fino a scomparire, lo stesso succede cantando. Riappare alla fine dell'affaticamento.

Tonsilliti

L'infiammazione delle tonsille è un evento patologico frequente, soprattutto nell'infanzia. In seguito ad un'infezione si verifica un aumento di volume delle tonsille, con dolore alla deglutizione ed eventuale comparsa di febbre. Se trattate correttamente guariscono con estrema facilità, senza lasciare degli esiti. È per questo che vi proponiamo alcuni rimedi omeopatici che permettono la risoluzione di questo disturbo.

Apis
Questo rimedio funziona quando è presente un arrossamento delle mucose con edema. Le tonsille si presentano ingrossate, ricoperte da membrane biancastre, il dolore è bruciante, trafittivo, come una punta che entra in gola. Questo dolore aumenta con la deglutizione e migliora se si bevono delle bevande fredde.

Lachesis
In questo rimedio la tonsillite inizia tipicamente nella tonsilla di sinistra e poi coinvolge anche quella di destra. Le tonsille e la faringe si presentano rosso-cianotiche, con una sensazione di costrizione. Il dolore che accompagna la deglutizione s'irradia alle orecchie ed è più intenso bevendo liquidi che inghiottendo cibi solidi.

Lycopodium
Al contrario di quello che avviene in Lachesis il dolore inizia nella

tonsilla di destra e poi si sposta in quella di sinistra, migliora con le bevande calde.

Phytolacca decandra
Tonsille molto gonfie, ricoperte da pseudomembrane biancastre, con possibile coinvolgimento anche dell'ugola. Il dolore che compare alla deglutizione s'irradia alla radice della lingua e può arrivare fino alle orecchie.

Tosse

La tosse non può essere considerata una malattia, ma è solo un sintomo che caratterizza malattie delle vie respiratorie. Infatti, prima di consigliare un rimedio omeopatico è necessario stabilire la causa responsabile di questa tosse, verificando se il soggetto può essere trattato omeopaticamente, oppure necessita di esami più approfonditi. I rimedi omeopatici utilizzabili nella "tosse secca":

Aconitum napellus
È una tosse spasmodica che insorge in un soggetto giovane e astenico, dopo un raffreddamento e preferibilmente di notte. Si accompagna a grave ansietà, inquietudine e paura.

Belladonna
La tosse compare improvvisamente in un soggetto con febbre che suda profusamente, con occhi arrossati e pupille dilatate. Il soggetto sta meglio se beve liquidi caldi.

Ignatia amara
Una caratteristica di questo rimedio è che lo stimolo del tossire non

si esaurisce tossendo: più si tossisce e più si deve tossire. Inoltre, la tosse si aggrava stando fermi o con le bevande calde.

I rimedi che vengono usati più spesso per la " tosse produttiva", cioè con espettorato, sono:

Ipeca

È una tosse che peggiora all'aria aperta e con il movimento. Il catarro si accumula a livello dei bronchi e alla fine della crisi compare anche il vomito. È presente costrizione toracica con dispnea e fame d'aria.

Ferrum phosphoricum

Questa tosse è tipica di un adolescente cresciuto troppo velocemente o in un bambino nella fase di crescita.

La tosse può comparire, ma non necessariamente, quando il soggetto è disteso.

All'inizio è una tosse secca che in seguito diventa produttiva con catarro giallastro e striature di sangue. Può esserci fuoriuscita di sangue dal naso.

Pulsatilla

La tosse di questo rimedio è secca di notte e produttiva di giorno, con catarro giallastro e di sapore amaro.

Peggiora in un ambiente caldo, migliora passeggiando all'aria aperta.

Resta ancora un tipo di tosse di cui parlare, quella che caratterizza la pertosse, una malattia dell'infanzia.

Questa tosse è a crisi e ogni accesso dura in media qualche secondo.

Tutti i rimedi di cui abbiamo parlato finora sono adatti anche per questo tipo di tosse, resta da aggiungere la:

Drosera rutundifolia

Adatta per una tosse convulsa in cui le crisi sono così ravvicinate da non permettere al bambino di riprendere fiato.

Disturbi degli apparati urinario e genitale

Cistite

L'infiammazione della vescica urinaria, primitiva o secondaria ad altre lesioni, è un disturbo della minzione, più frequente nel sesso femminile.
Tra i rimedi omeopatici ricordiamo:

Cantharis
Questo rimedio è adatto nelle cistiti caratterizzate da comparsa di dolore prima e dopo la minzione, con l'urina che viene emessa a gocce mentre permane lo stimolo ad urinare.
Il dolore è bruciante ed è migliorato con il caldo e le applicazioni calde.

Chimaphila umbellata
In questo rimedio c'è il desiderio costante di urinare. La minzione inizia con difficoltà, accompagnata da un bruciore costante. Le urine sono scarse, con muco denso e talvolta sangue.

Equisetum hyemale
È adatto alle persone con minzioni abbondanti e frequenti, accompagnate da bruciore intenso.
È un rimedio usato nelle cistiti croniche.

Staphysagria
Viene chiamato il rimedio delle "cistiti delle giovani spose", cioè delle donne che dopo i primi rapporti sessuali devono urinare frequentemente con dolori brucianti.

Litiasi renale

La litiasi o calcolosi renale, è uno stato morboso caratterizzato dalla presenza di calcoli nel bacinetto o nei calici renali. Quando i calcoli raggiungono l'uretere si può scatenare una colica renale. La colica è caratterizzata dalla comparsa di dolore su un fianco, con irradiazione verso il pube e la parte interna della coscia.
Le complicanze meccaniche sono di competenza chirurgica, tuttavia i rimedi omeopatici sono validi per impedire la comparsa di recidive. Questi rimedi sono:

Calcarea carbonica
È un rimedio che può essere usato durante la colica per calmare il dolore e favorire l'eliminazione del calcolo.

Lycopodium
Questo rimedio è adatto soprattutto nella litiasi renale con calcoli di acido urico.

Menopausa

La menopausa, cessazione della funziona mestruale, è fisiologica nella donna, tuttavia questa fa fatica ad accettare serenamente la

fine della sua vita feconda. In omeopatia si usano due rimedi che funzionano sia dal punto di vista psicologico che patologico, risolvendo anche il problema delle vampate di calore.
Questi rimedi sono:

Graphites
È il rimedio della donna malinconica, triste e angosciata, i cui sintomi si aggravano con il freddo e verso l'età della menopausa. I suoi flussi mestruali sono irregolari, scarsi, di sangue chiaro. Con Graphites si controllano anche le "vampate di calore" della menopausa.

Lachesis
In questa donna i flussi mestruali arrecano beneficio perché essa è migliorata da ogni forma di escrezione, sia fisiologica che patologica. Di conseguenza la fine del flusso mestruale causa la comparsa di vampate di calore, palpitazioni, sudore.

Mestruazioni

La funzione delle mestruazioni nella donna è così importante che una loro qualsiasi alterazione deve essere adeguatamente considerata e valutata, anche perché non sono un fatto locale ma riguardano la donna nella sua totalità. In modo semplicistico possiamo dire che con i rimedi omepatici si possono regolare le mestruazioni scarse o abbondanti, quelle irregolari che compaiono saltuariamente, quelle troppo dolorose o quelle che ritardano.

Graphites
Può essere usato in caso di mestruazioni irregolari, tipiche del

periodo premenopausa, o in caso di mancata comparsa del menarca nell'adolescenza.

Ipeca
Rimedio adatto per un ciclo mestruale troppo breve, con sangue rosso vivo e abbondante. La tosse, la nausea e il vomito sono presenti.

Kalium carbonicum
È adatto nelle giovani donne che presentano le caratteristiche del rimedio (donne anemiche, deboli e ansiose) quando il menarca si stabilizza con difficoltà.

Magnesia phosphorica
Il dolore delle mestruazioni crampiforme (somiglia a quello di un crampo) e anticipa la comparsa del flusso. È una donna magra e molto nervosa.

Pulsatilla
Consigliato nelle mestruazioni irregolari (che compaiono in ritardo) e sono molto scarse. Il flusso è intermittente, cioè può arrestarsi per qualche giorno e poi ricomparire, il sangue cambia continuamente colore anche se in genere è più sullo scuro.

Sabina
Il ciclo è breve , con flusso abbondante, di lunga durata, accompagnato da dolori (a colpo di pugnale) molto intensi che iniziano dal sacro e raggiungono il basso ventre.

Disturbi articolari e muscolari

Lombalgie

Le lombalgie consistono nella comparsa di dolori molto intensi nella regione lombare e in quella sacrale, associati a fenomeni di blocco della schiena.
I possibili rimedi omeopatici sono:

Berberis vulgaris
In questo rimedio il dolore, trafittivo, bruciante, dalla regione lombare s'irradia verso quella addominale, oppure può raggiungere le natiche o la coscia. Questi dolori lombari sono prevalentemente di origine reumatica.

Sulfur
Il dolore aumenta in posizione eretta per cui il paziente cerca sempre di sedersi, di appoggiarsi a qualcosa. Questo dolore s'irradia verso l'inguine migliora con il movimento.

Sciatalgia

Il dolore che compare è dovuto a irritazione del nervo sciatico e dall'anca, dove origina, s'irradia lungo il margine laterale della coscia, lungo la gamba fino a raggiungere il tallone.

Il rimedio omeopatico molto adatto per questo tipo di dolore, è:

Colocynthis
È adatto per la sciatalgia sinistra, con dolore lancinante, di tipo crampiforme che è aggravato dall'estensione della gamba, dal freddo e dal minimo contatto, mentre è migliorato dalla flessione, dal caldo e da una forte pressione.

Reumatismi

Si tratta di disturbi che colpiscono il sistema articolare, con coinvolgimento di quello muscolare. Le cause sono molteplici e non tutte ancora completamente chiarite, di fatto il risultato è un aggravamento progressivo con aumento del dolore e limitazione funzionale delle varie articolazioni.
Sotto questo termine sono però comprese anche le forme iniziali e quelle meno avanzate sulle quali l'omeopatia funziona egregiamente, mentre sulle forme più gravi ha una funzione di arresto e di controllo dei sintomi.
I rimedi utilizzabili sono i seguenti:

Apis
Si usa quando l'articolazione è gonfia, arrossata, con aspetto traslucido per la presenza dell'edema (accumulo di liquidi). Il dolore, bruciante e l'edema migliorano con le applicazioni fredde.

Bryonia
Le articolazioni sono calde, edematose, arrossate, con dolore lancinante, acuto, puntorio. I sintomi migliorano con applicazioni calde e con l'immobilità.

Dulcamara
Per tutti i dolori articolari e muscolari aggravati dall'umidità.

Ledum palustre
Reumatismi che iniziano dai piedi e poi coinvolgono le articolazioni più alte. Le articolazioni sono calde, gonfie, non arrossate, con i dolori che migliorano con le applicazioni fredde e peggiorano con il caldo e di notte.

Rhus toxicodendron
Il dolore, che può coinvolgere anche i tessuti periarticolari, è lacerante ed è aggravato dal freddo umido. C'è la sensazione di rigidità articolare che migliora con il movimento, come il dolore. Infatti, è presente all'inizio del movimento, poi scompare progressivamente muovendosi, per poi ricomparire a causa dell'affaticamento.
Questo rimedio è adatto anche nella lombosciatalgia quando i dolori peggiorano con il riposo e migliorano con il movimento.

Traumatismi

Con questo termine ci si riferisce a tutti i traumi non solo a quelli ortopedici (distorsioni, contusioni e fratture), a quelli cranici o a quelli del torace, ma devono essere considerati tali anche le ferite, le lacerazioni, le punture e gli shock psicologici.
Tra i rimedi omeopatici quello che viene considerato per eccellenza il rimedio dei traumi è:

Arnica
Questo rimedio è particolarmente adatto per i traumi dei muscoli e del sottocutaneo, per quelli a livello dei capillari (ecchimosi), per

i traumi del canale del parto e per le contusioni.
Prima viene somministrato e più in fretta agisce: calma il dolore, impedisce la formazione di ematomi oppure accelera il riassorbimento di quelli che si erano già formati.

Calendula
Adattissima in caso di ferite aperte, lacerate, con perdita o meno di sostanza. Impiegato localmente ha un'azione antisettica, antalgica e cicatrizzante.

Hypericum perforatum
È il rimedio più adatto per le nevriti traumatiche. Il dolore è puntorio, acuto, intollerante e s'irradia lungo il nervo che è stato colpito.

Rhus toxicodendron
Di questo rimedio abbiamo già parlato a proposito dei reumatismi. Aggiungiamo solo che è adatto nelle distorsioni per evitare sequele.

Altri disturbi

Influenza

È una malattia infettiva acuta, di origine virale, caratterizzata da diversi sintomi: febbre, astenia, cefalea, malessere articolare, osseo e muscolare. Possono coesistere anche il raffreddore, la tosse, altri segni a carico dell'apparato respiratorio o problemi gastrointestinali.
L'omeopatia è molto attiva nei confronti di questa malattia contagiosa sia per prevenirla che per curarla durante la fase attiva.
I rimedi utilizzabili sono:

Aconitum Napellus
La febbre è ad esordio brusco e subito molto alta, la cute è arrossata. La persona è molto agitata, ansiosa, ha paura di morire, ha una sete intensa e la febbre termina con una crisi di sudore.

Arsenicum Album
Questo rimedio funziona nelle influenze con notevole debilitazione fisica, raffreddore e abbondante ipersecrezione nasale. Gli occhi bruciano e la congiuntiva è arrossata.

Belladonna
Si usa nelle febbri ad insorgenza violenta, con il volto arrossato, gli

occhi gonfi e rossi, le pupille dilatate. La cefalea è molto forte, sono insopportabili la luce e il minimo movimento.

Bryonia
La febbre non è improvvisa ma sale lentamente. La persona è inquieta ma immobile perché qualsiasi piccolo movimento aggrava i suoi problemi.
La cefalea è fortissima con la sensazione che la testa possa scoppiare da un momento all'altro. Tutte le mucose sono secche per cui anche la sete è intensa.

Equatorium Perfoliatum
In questo rimedio c'è indolenzimento in tutto il corpo: le ossa sembrano spezzate, c'è dolore alla pressione dei globi oculari e quando si tossisce il dolore è così forte da dare l'impressione di lacerare il torace. Il paziente ha sete di acqua fredda.

Gelsemium
Questo rimedio è indicato nelle influenze in cui la persona è notevolmente prostrata, la cefalea è intensa e i muscoli sono molto dolenti.
Possono essere presenti anche dei tremori.

Problemi dei denti

I rimedi omeopatici possono controllare diversi problemi stomatologici che vanno dal dolore della carie a quello dell'estrazione, all'emorragia che può comparire dopo l'estrazione, agli ascessi ma può anche preparare la persona che ha paura ad andare dal dentista.

Per il dolore da carie possono essere usati:

Chamomilla
È indicato nella persona nervosa, agitata quasi pazza dal dolore che non riesce a controllarsi. Durante la crisi dolorosa ha una guancia calda e l'altra fredda. Il suo dolore è aggravato dal caldo, ma non è migliorato dal freddo.

Coffea
Al contrario di Chamomilla, Coffea nonostante abbia dolore e quindi sia nervoso, rimane lucido e sveglio.

Hyperium
Il suo dolore irradia lungo tutta la radice del nervo interessato. È un dolore puntorio, insopportabile che si aggrava con il contatto e con le scosse.

Per prevenire un'emorragia dopo un'estrazione si possono usare:

Arnica
Questo rimedio viene prescritto perché limita l'entità delle emorragie, riduce la formazione di ematomi e facilita il riassorbimento di quelli già formati.

Lachesis
Si usa nelle emorragie di sangue rosso scuro che fanno fatica ad arrestarsi.

In caso di ascesso consigliamo:

Hepar sulfur
È il rimedio adatto per tutte le suppurazioni, anche per quelle

dentarie. In particolare funziona quando la guancia è già gonfia e si vuole un rapido riassorbimento dell'ascesso.

Phosphorus
È il rimedio adatto per le emorragie frequenti, abbondanti, ripetute, anche per quelle stomatologiche.

Infine chi ha paura di andare dal dentista può prendere:

Phosphorus
Se è una persona che non vuole andare perché ha paura di quello che il dentista gli potrà fare.

Tubercolinum
Se è un soggetto che non va perché è un testardo e basta.

Conclusioni

La medicina omeopatica in Italia

L'omeopatia in Italia non è ancora diffusa come dovrebbe, questo perché da una parte non esiste una tradizione omeopatica e dall'altra per il disinteresse presentato dagli organi preposti alla salute pubblica. Tuttavia il numero delle persone che vi ricorrono va continuamente aumentando anche se in molti si lamentano dei costi elevati di questa "branca" della medicina.
L'omeopatia è costosa perché non è riconosciuta dal Servizio Sanitario Nazionale, per cui la visita dal medico omeopatico si paga, così come si pagano i rimedi omeopatici.
La spesa più alta da affrontare è proprio la visita dal medico omeopatico il quale sottopone il paziente ad un'indagine molto complessa per la quale necessita di molto tempo (ore). Conseguenza di ciò è che il medico non può fare più di un certo numero di visite al giorno e questo comporta un onorario da specialista.
In Italia si sono create delle associazioni di pazienti omeopatici, una a Milano e l'altra a Napoli, che stanno premendo, così come si stanno muovendo le associazioni omeopatiche, affinché vi sia un riconoscimento ufficiale. Nel parlamento italiano sono giacenti delle proposte di legge che hanno fra gli altri obiettivi anche quello di rendere almeno pubblica e non così sotterranea questo tipo di medicina.
In Europa ci sono nazioni come Francia e Inghilterra che riconoscono i rimedi omeopatici nel loro Sistema Sanitario Nazionale. Addirittura in Inghilterra anche l'omeopatia viene riconosciuta come medicina specialistica e, infatti, a Londra esiste la facoltà di omeopatia. Sempre in Inghilterra vi sono diversi ospedali omeopatici perché questa medicina ha assunto un ruolo di pari dignità

rispetto alle altre medicine.
In Italia esiste un vuoto legislativo e ciò oltre a non permettere un riconoscimento dei medici omeopatici, non garantisce nemmeno i pazienti. Infatti da noi non esiste una strada obbligata per diventare medici omeopatici. Un medico che vuole diventare tale, cerca sul suo territorio regionale o nazionale delle scuole. Fino a 10-12 anni fa di scuole ne esistevano pochissime per cui s'imparava a viva voce dagli anziani medici. Su queste scuole non c'è nessun meccanismo di verifica perché non esiste uno strumento governativo che stabilisca cosa l'omeopata deve sapere. Inoltre non c'è nulla che definisca che chi fa omeopatia deve essere per forza un medico, legalmente può essere chiunque, anche se è fondamentale che sia un medico, perché il paziente verrebbe esposto ad inutili rischi.

Quando rivolgersi all'omeopata

Un luogo comune è pensare che l'omeopatia curi soltanto determinati disturbi o malattie, in particolare quelle con una forte componente psicogena. In realtà ciò è limitativo per questa medicina che riesce a controllare, con risultati ovviamente variabili, le malattie a carattere medico, cioè quelle che non necessitano dell'intervento chirurgico. Una dimostrazione di ciò l'abbiamo fornita anche in questo piccolo compendio di materia omeopatica.
Riassumendo possiamo dire che chiunque quando ha un problema di salute può recarsi dal medico omeopatico, il quale valuterà i sintomi del malato, non quelli della malattia, facendo alla persona delle domande ben precise del tipo:

– se il suo sonno è agitato o tranquillo;
– se abitualmente soffre il freddo;
– se i suoi disturbi migliorano o peggiorano con il caldo;
– in quali ore della giornata sta meglio e in quali sta peggio;
– se ha problemi alla defecazione e come sono le sue feci;
– quali sono i suoi cibi preferiti;
– se ci sono degli alimenti particolari che gli danno fastidio.

In base alle risposte fornite dal paziente il medico potrà individuare il rimedio adatto per quella persona, con buone possibilità, che anche se con tempi più lunghi della medicina allopatica, essa guarisca. Aggiungiamo anche che l'omeopatia per molte persone rappresenta l'ultima spiaggia. Esse si rivolgono all'omeopata dopo aver tentato tutte le possibilità offerte dalla medicina ufficia-

le per risolvere il loro problema, quindi in pratica si aspettano un miracolo. Questo spesso avviene, e le altre volte anche se non c'è una guarigione completa, si avrà un'attenuazione della sintomatologia.
L'omeopatia ovviamente non funziona nei casi di competenza chirurgica, anche se spesso si rivela utile nell'evitare le recidive, nel diabete mellito insulino-dipendente, nelle malattie a carattere genetico e in tutti i casi gravi di pronto intervento. Un buon medico omeopata sa quando deve consigliare al proprio paziente il ricorso ai farmaci della medicina ufficiale e non si vergognerà di farlo.

Prospettive

Abbiamo già detto che nonostante lo scetticismo che ancora c'è in merito, sono sempre più numerose le persone che si curano con l'omeopatia. Una dimostrazione di ciò è l'aumento in Italia del numero di farmacie che vendono anche rimedi omeopatici, con una diversa concentrazione tra le grandi città e la provincia. Infatti i rimedi omeopatici si vendono in farmacia anche senza ricetta medica.
Altro fenomeno che induce a pensare positivamente sui successi futuri dell'omeopatia è il fatto che diversi veterinari hanno iniziato ad usarla anche sugli animali con risultati sicuri. In genere i clienti dei veterinari omeopatici sono animali i cui padroni si curano già omeopaticamente.

Negli animali, visto che non sono in grado di parlare vanno valutati alcuni atteggiamenti e modi di comportamento. In essi si è portati ad usare rimedi policresti che hanno uno spettro d'azione più ampio. A volte il rimedio adatto per l'animale è lo stesso del suo padrone. L'uso dell'omeopatia in veterinaria è soprattutto una conferma dell'efficacia dei rimedi omeopatici. Presenta notevoli vantaggi quali il costo, la velocità di azione e la possibilità di misure profilattiche. Inoltre è una terapia non inquinante che rispetta l'integrità della catena vegetale-animale-uomo. In conclusione possiamo dire che se in Italia l'omeopatia verrà tutelata con una legislatura adeguata, che ne permetterà l'inserimento nel Servizio Sanitario Nazionale, potrà affiancare degnamente la medicina ufficiale e non essere più riservata ad un numero di persone privilegiate, vincendo l'ostilità di alcuni ambienti, la resistenza ai cambiamenti e i sorrisini di ironia.

Dizionario dei termini omeopatici più usati

Aggravamento omeopatico

All'inizio di una cura omeopatica si può avere un aggravamento dei sintomi. Va considerato positivamente in quanto indica una risposta da parte dell'organismo.

Allopatia

Dal greco allo, diverso e pathos, malattia . È il termine usato per indicare la medicina ufficiale, che cura con rimedi diversi dai sintomi che deve trattare.

Anamnesi omeopatica

Indagine effettuata dal medico omeopata per conoscere il tipo sensibile del paziente e dargli il rimedio più adatto.

Bioenergia

Il flusso di energia che coordina e organizza l'organismo umano.

Bioterapico

Medicamento costituito da sostanze biologiche (anche alcuni antibiotici).

CH

La più comune unità di misura usata nella medicina omeopatica. Indica la diluizione centesimale di un rimedio omeopatico.

Consultazione omeopatica

La visita condotta dal medico sul paziente secondo lo schema dell'omeopatia.
Il medico deve:
– osservare

– ascoltare
– interrogare
– esaminare
– colloquiare
– coordinare
– prescrivere

Costituzione
L'aspetto morfologico di ogni individuo. Le costituzioni considerate nell'omeopatia sono:
– la costituzione sulfurica
– la costituzione carbonica
– la costituzione fosforica
– la costituzione fluorica

Diluizione
Procedimento fondamentale, insieme alla dinamizzazione per ottenere i rimedi omeopatici. Si effettua aggiungendo dei liquidi purissimi alla sostanza base.

Dinamizzazione
Fase di preparazione del rimedio omeopatico che consiste nell'eseguire un numero preciso di succussioni.

Granuli
Microsfere di zucchero che contengono il principio attivo ottenuto attraverso la diluizione e la dinamizzazione.

Idiosincrasia
La particolare sensibilità, nei confronti di un rimedio, da parte

dello sperimentatore che può venire considerato tipo sensibile a quel rimedio.

Legge della similitudine
La legge su cui si basa la medicina omeopatica. Stabilisce che ogni sostanza medicinale provoca nell'uomo sano quei sintomi che può curare nel malato.

Legge dei simili
Vedi Legge delle similitudini.

Omeopatia
Dal greco omoios, simile e pathos, malattia. Metodo terapeutico, per cui si applica la legge della similitudine e si usano i rimedi a dosi infinitesimali.

Omeopatico
Relativo all'omeopatia.

Patogenesi omeopatica
L'insieme dei sintomi e dei segni che possono essere messi in relazione con la somministrazione della sostanza nei soggetti sani.

Policreste
Rimedio omeopatico adatto per diverse condizioni patologiche.

Posologia
Determinazione delle dosi e di come vanno somministrati i rimedi.

Pluralismo
La scuola di medicina omeopatica che prescrive più rimedi combinati tra di loro.

Potenza del rimedio
La diluizione centesimale del rimedio. La potenza del rimedio aumenta a seconda della diluizione.

Psora
Lo stato d'intossicazione che permette alle malattie di impiantarsi nell'uomo.

Rimedio eziologico
Rimedio che cerca di sopprimere la causa della malattia.

Rimedio sintomatico
Rimedio che cerca di risolvere i sintomi senza però eliminare le cause della malattia.

Segno
Ogni alterazione presentata dal paziente e rilevabile dal medico all'esame obiettivo.

Simillilum
Il rimedio omeopatico con le caratteristiche più vicine a quelle psicologiche di un paziente.

Sintomo
Ogni disturbo riferito dal paziente e non rilevabile dal medico all'esame obiettivo.

Succussione
Serie di scosse standard a cui viene sottoposta la soluzione diluita.

Tintura madre
Fitoderivato ottenuto macerando le piante fresche in una soluzione alcolica.

Unicismo
La scuola di medicina omeopatica che utilizza per ogni paziente un singolo rimedio.

Sommario